U0252845

腹部影像读片辨证思维解析

Dialectical Thinking on Diagnosis of Abdominal Imaging

主编　邵国良

清华大学出版社

北　京

内 容 简 介

本书采用全新的带教模式，强调实战思维，通过提供大量的病例图片，从疾病征象着手，逐层递进地详细描述影像征象，并结合临床病史作出诊断及鉴别诊断，可提升医学影像专业学生的读片和临床诊断思维能力，促进医学基础理论与临床实践的有效衔接。

影像读片解读内容从病例介绍开始，逐步导出诊断思路，依次介绍病例图像及病史、征象描述、征象解读及思路分析、鉴别诊断、病理对照、归纳分析。其中翔实的病例资料和严密的诊断思路分析，不仅可供医学影像与核医学专业研究生学习影像学知识使用，也可作为他们进入工作岗位后的参考工具书。

图书在版编目(CIP)数据

腹部影像读片辨证思维解析 / 邵国良主编. —北京:清华大学出版社, 2022.11
ISBN 978-7-302-62107-2

Ⅰ.①腹… Ⅱ.①邵… Ⅲ.①腹腔疾病—影像诊断—病案—分析 Ⅳ.①R572.04

中国版本图书馆CIP数据核字（2022）第198290号

责任编辑：杨爱臣
封面设计：李俊卿
责任校对：宋玉莲
责任印制：宋　林
出版发行：清华大学出版社
　　　　　网　　　址：http://www.tup.com.cn, http://www.wqbook.com
　　　　　地　　　址：北京清华大学学研大厦A座　　邮　　编：100084
　　　　　社 总 机：010-83470000　　　　　邮　　购：010-62786544
　　　　　投稿与读者服务：010-62776969, c-service@tup.tsinghua.edu.cn
　　　　　质量反馈：010-62772015, zhiliang@tup.tsinghua.edu.cn
印 装 者：小森印刷（北京）有限公司
经　　销：全国新华书店
开　　本：185mm×260mm　　印　　张：11.5　　字　　数：200千字
版　　次：2022年11月第1版　　　　　　印　　次：2022年11月第1次印刷
定　　价：89.00元

产品编号：097973-01

编委会

序 一

随着医学影像学的快速发展，新设备、新技术、新方法不断涌现，影像学在临床疾病的诊治中所发挥的作用也越来越大，为此，培养和提高影像科医生的读片能力显得尤为重要。

邵国良教授长年从事医学影像的临床和教学工作，对于案例式教学有着独到的见解。由他们团队编辑出版的《腹部影像读片辨证思维解析》一书，读后令人耳目一新：每一章节均从一个精彩病例引入，进行模拟的实战化读片，详细描述相关影像学征象，并进行归纳、综合，在此基础上结合临床信息，进行分析推断，做出诊断和鉴别诊断。整个过程环环相扣，层层递进，呈现了非常清晰的读片思路和辨证思维，最后对照病理结果对案例的关键点进行点评。这种编写方式具有较大启发性和引导力，对于培养影像科医师严谨的诊断思维和逻辑推理能力会有很大的帮助。青年医生和影像专业学生通过学习书中的临床思维方式，也会获益良多。

希望藉此思路出版系列丛书，内容涵盖全身各脏器疾病的影像读片，创新影像教学的新模式，为更多的读者提供有用的学习和参考资料。

天津医科大学肿瘤医院影像科教授

中国抗癌协会肿瘤影像专业委员会主任委员

序 二

在影像学诊断工作中，读片是一件非常难的事情，影像科医生不但需要去发现异常影像征象，还要根据这些征象进行分析判断来确定疾病的诊断。在这个过程中往往会出现影像知识"识而不熟"、"知而难用"的尴尬困境，尤其对于低年资影像医生来说，遇上这种困境更是屡见不鲜。因为读片不仅需要丰富的理论基础知识，还必须具备清晰的读片思路和辨证的思维能力。

邵国良教授的《腹部影像读片辨证思维解析》一书正所谓"量体裁衣"，采用了案例式教学的方式，以常见病和多发病为重点，以肿瘤诊断为特色，兼顾罕见病和疑难病，精心选取了具有代表性的 39 个腹部病例，系统阐述和分析了这些疾病的影像学表现，结合临床及实验室检查的信息资料，进行疾病的诊断与鉴别诊断。这种形式与真实的临床读片模式相一致，通过对病例的影像读片，详细剖析了影像诊断思路的形成和思维方法，对培养影像科医生的诊断思维能力和掌握读片方法十分有用。本书的出版可以达到以点带面、学以致用的教学目的。

本书不仅可供医学影像专业学生的学习使用，也可作为影像青年医生在工作岗位上实战训练的参考用书，相信会对他们有所裨益。

罗娅红

辽宁省肿瘤医院影像科教授

辽宁省抗癌协会理事长

前　言

　　医学影像学是一门充满挑战的学科，它需要在纷繁复杂的影像征象中寻找出异常的蛛丝马迹，同时还要结合患者的临床及实验室检查结果，进行推理、分析和判断，最后进行疾病的诊断和鉴别诊断。影像读片是影像学诊断的实现过程，在读片过程中影像医生不但需要发现和识别异常，而且需要对这些异常表现进行综合、整理、分析和研判，才能做出正确的诊断结论。读片看似一项简单的工作，实质并非如此，而且常常会使影像医生陷入诊断"无从下手"的困境。甚至即使是相同的征象，也可以是完全不同的疾病。故此，学会综合思维和递进式分析推理对影像科医生来说十分重要，尤其对于低年资医生和影像医学专业的学生，要掌握这种方法和技巧。

　　我们团队结合多年的工作实践，选取了 39 个具有较好代表性的病例，作为本书的案例呈现给大家分享。这些病例都具有清晰和完整的影像学资料和相关临床信息。我们对每个案例按照渐进的顺序进行模拟实战读片，从临床信息到成像方式，从影像表现到分析推理，从鉴别诊断到确定诊断，并最后揭示病理结果进行对照验证。在此基础上，还在每个案例的最后进行了关键点的点评，旨在使读者能够清晰地理解和掌握读片的思路和方法，帮助他们提高临床读片能力。

　　在本书的编写过程中，我们对每个病例都进行了精心的挑选，反复读片和查阅相关文献资料，力争使每个案例能够完整、清晰的呈现，具有启发性。为此编委会的每个成员都付出了极大的努力，作为主编，我深深感谢他们！图 2-2-4 和图 5-3-7 由绍兴市人民医院杨建峰提供，在此一并表示感谢。

　　最后，我要感谢叶兆祥教授和罗娅红教授为本书作序，他们的序言使本书大为增色！

　　由于编者水平有限，本书定会存在一些不足和错误之处，敬请广大读者批评指正。

2022 年 6 月

目 录

第一章 肝脏病变··· 1

  第一节 肝内单发占位·· 1

    病例 1 ··· 1

    病例 2 ··· 6

    病例 3 ··· 11

    病例 4 ··· 16

    病例 5 ··· 19

    病例 6 ··· 24

    病例 7 ··· 28

    病例 8 ··· 32

  第二节 肝内多发占位·· 38

    病例 1 ··· 38

    病例 2 ··· 42

    病例 3 ··· 47

第二章 胆囊病变··· 51

    病例 1 ··· 51

    病例 2 ··· 55

第三章 胰腺病变··· 59

    病例 1 ··· 59

病例 2 ·· 63

病例 3 ·· 68

病例 4 ·· 73

病例 5 ·· 77

病例 6 ·· 82

病例 7 ·· 86

第四章 胃部病变·· 91

第一节 胃壁占位··· 91

病例 1 ·· 91

病例 2 ·· 94

第二节 胃内生性占位······································· 98

病例 1 ·· 98

病例 2 ··· 101

第三节 胃外生性占位······································ 105

病例 1 ··· 105

第五章 脾脏病变··· 111

病例 1 ··· 111

病例 2 ··· 115

病例 3 ··· 119

第六章 肠道病变··· 125

第一节 小肠病变·· 125

病例 1 ··· 125

病例 2 ··· 129

第二节 结直肠病变·· 132

病例 1 ··· 132

　　病例 2 ·· 136

第七章　腹膜后和腹腔病变··· **141**

　　病例 1 ·· 141

　　病例 2 ·· 145

　　病例 3 ·· 148

　　病例 4 ·· 152

　　病例 5 ·· 156

　　病例 6 ·· 161

　　病例 7 ·· 164

第一章 肝脏病变

第一节　肝内单发占位

病例 1

（一）病史介绍及影像资料

1. 病史简介

患者女性，34 岁。3 个月前外院腹部超声发现"肝囊肿"，未行治疗；一周前复查增强 CT 提示"肝左叶占位"。无腹胀、腹痛，无黄疸、发热，无畏寒。血常规正常，谷草转氨酶（aspartate aminotransferase，AST）、谷丙转氨酶（alanine aminotransferase，ALT）轻度升高，乙肝"大三阳"，肿瘤标记物如甲胎蛋白（alpha fetoprotein，AFP）、癌胚抗原（carcinoembryonic antigen，CEA）、糖类抗原 199（carbohydrate antigen 199，CA199）均正常。

2. MRI 检查图像

如图 1-1-1-1 至图 1-1-1-12。

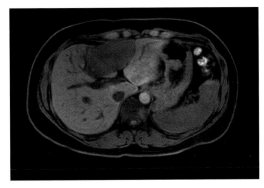

图 1-1-1-1　T₁WI 脂肪抑制

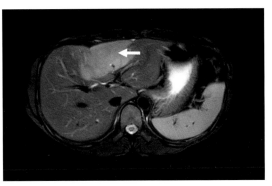

图 1-1-1-2　T₂WI 脂肪抑制

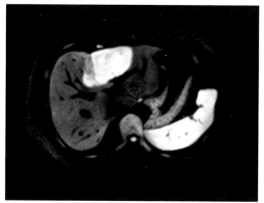

图 1-1-1-3 DWI（b=800mm²/s）

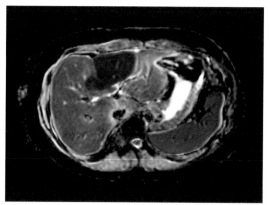

图 1-1-1-4 ADC 图

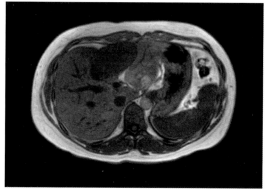

图 1-1-1-5 同相位

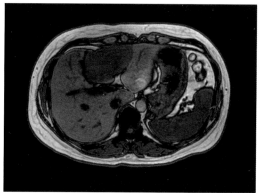

图 1-1-1-6 反相位

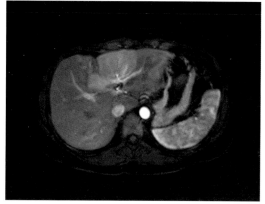

图 1-1-1-7 T₁WI（动脉期）

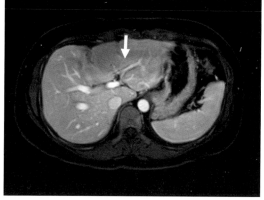

图 1-1-1-8 T₁WI（门脉期）

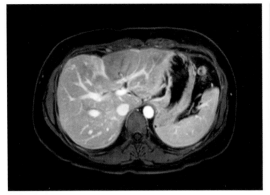

图 1-1-1-9　T₁WI（延迟期）

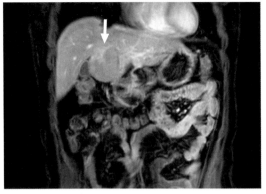

图 1-1-1-10　T₁WI（延迟期冠状位）

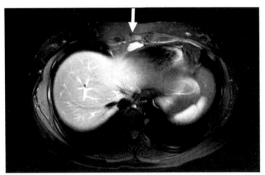

图 1-1-1-11　T₂WI（心膈角层面）

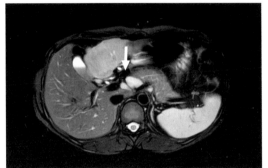

图 1-1-1-12　T₂WI（胰头层面）

根据病史及影像学表现，以下问题请考虑：

1. 病灶的强化方式？

2. 病灶的弥散表现有何特点？

3. 右心膈角、胰头旁增大淋巴结有何提示意义？

（二）征象描述

　　肝左叶可见一巨大肿块，大小约 6.1cm×5.6cm×5.2cm，边界清晰，T₁WI 呈低信号（图 1-1-1-1），T₂WI 呈较均匀稍高信号（图 1-1-1-2），弥散明显受限（diffusion limited，图 1-1-1-3，图 1-1-1-4），同反相位未见明显信号衰减（图 1-1-1-5，图 1-1-1-6）；增强后动脉期病灶中度均匀强化（图 1-1-1-7），门脉期持续均匀强化（图 1-1-1-8），延迟期强化有退出（wash-out）（图 1-1-1-9）、局部可见强化包膜影（图 1-1-1-10 白箭）；病灶内见血管、胆管穿入（图 1-1-1-8 白箭、图 1-1-1-2 白箭）。另见右心膈角（图 1-1-1-11 白箭）、胰头旁增大淋巴结（图 1-1-1-12 白箭）。

（三）征象解读及思路分析

1. 征象解读

（1）MRI信号特点：T_1WI低信号，T_2WI稍高信号，信号均匀，无坏死或囊变、出血等；弥散明显受限；强化特征为"快进慢出"，即动脉期病灶强化明显，门脉期病变持续强化，延迟期较周围肝实质退出。

（2）病灶内可见血管、胆管穿入，走行柔软，管腔不窄。

（3）胰头旁、右心膈角合并增大淋巴结。

（4）其他阴性征象：肿块周围无异常灌注，未侵犯血管，无明显畸形血管；无肝硬化表现。

2. 诊断思路分析

患者为青年女性，无阳性体征，虽然有乙肝病史和肝功能轻度异常，但AFP等实验室检查结果均阴性。病灶虽较大，但平扫及增强信号均匀，且在弥散序列呈明显受限改变，这是淋巴瘤的典型特征；病灶内血管、胆管柔软穿行，提示"血管漂浮征"，多见于淋巴瘤，另外也可见于肺黏液腺癌、炎性肌纤维母细胞瘤、马尔尼菲青霉菌病、节细胞神经瘤、纵隔神经母细胞瘤、精原细胞瘤等；多个部位淋巴结同时肿大，需同淋巴瘤、白血病、急性炎症、恶性肿瘤转移等相鉴别。

影像学诊断：肝脏淋巴瘤（原发）。

（四）鉴别诊断

1. 淋巴瘤浸润肝脏

淋巴瘤浸润肝脏多为多发病灶，是淋巴瘤较为晚期的改变；另外，其他部位可见多发肿大融合淋巴结。

2. 肝腺瘤

青年女性，多有完整包膜，较大病灶常合并出血、囊变及脂质，动态增强模式为"快进慢出型"。

3. 肝脏局灶性结节增生（focal nodular hyperplasia，FNH）

无包膜，特有征象为中心瘢痕延迟强化，除中心瘢痕外病灶信号一般很均匀。

4. 血管瘤

T_2WI呈明显高信号，增强扫描渐进性强化，多由边缘小结节状强化并向中心充填，较大病灶可见无强化的中心瘢痕。

5. 胆管细胞癌

多位于肝左叶，一般单发，瘤内常见胆汁聚集形成的低密度区，远端肝内胆管扩张、肝脏萎缩。动态增强为向心性强化，增强动脉期病灶轻度强化，门静脉期及延迟期强化。

6. 其他

肝脏上皮样血管内皮瘤、肝脏炎性肌纤维母细胞瘤、神经内分泌肿瘤等。

（五）病理对照

1. 手术所见

肿瘤位于左肝内叶，大小约 6cm×6cm×5cm，与肾周包膜粘连，肝脏有中等度硬化，硬化结节形成。决定行左肝部分切除术。

2. 病理结果

（1）（左）肝病变符合非霍奇金 B 细胞淋巴瘤。

（2）（肝门部）1 个淋巴结反应性增生。免疫组化显示：CD 20（＋）、CD 79a（＋）、CD 21（FDC+）、CD 23（FDC+）、Ki-67（＋，60%）、Cyclin D1（－）、CD 30（大细胞＋）、Mum-1（＋）、P53（＋，50%）、CD 19（＋）、Bob.1（＋）。

（六）病例点评

肝脏原发淋巴瘤（primary hepatic lymphoma）比较少见，多见于免疫抑制治疗、器官移植、艾滋病（acquired immune deficiency syndrome，AIDS）患者，与免疫治疗后病毒感染引起的肝脏淋巴组织增生有关。肝脏原发淋巴瘤多表现为肝脏的单发占位，多发少见；全身淋巴瘤绝大多数也可侵犯肝脏，包括霍奇金病及非霍奇金淋巴瘤，表现多样，如单发、多发或弥漫浸润，以多发常见，弥漫性浸润者形似脂肪肝，可伴腹腔、腹膜后淋巴结肿大或脾病变。

肝脏淋巴瘤为单一细胞为主堆积，病灶多密实、密度比较均匀；CT 平扫呈肝内单发或多发低或略低密度灶，与肌肉密度相仿或略高于肌肉密度，边界清晰，从数毫米至数厘米，增强扫描强化不明显或轻微强化；多合并腹部其他部位肿块，如腹膜后、脾、肾、胰腺、胃肠道等。MRI 的影像学报道较少，T_1WI 呈稍低或明显低信号，T_2WI 呈稍高信号，弥散明显受限改变。

肝脏淋巴瘤为典型的乏血供肿瘤，大多数病灶呈进行性轻至中度延迟强化，相对均匀；其他不典型强化方式包括向心性充填强化、边缘强化、周围一过性淡片状强化。弥漫浸润型淋巴瘤强化不明显。肝脏淋巴瘤起源于肝脏间质，无论原发还是继发，病灶多分布于门静脉主要分支附近，部分病灶直接浸润汇管区，表现为汇管区门静脉周围的均匀软组织影，包绕脉管但形态相对正常，即"血管漂浮征"，是其典型特征。

本病例具有典型的淋巴瘤特征，如弥散受限、血管漂浮征、信号均匀，另外肿大淋巴结也具有提示意义。不典型表现在于该病灶动脉期强化稍明显，与常见淋巴瘤的乏血供表现不相符。

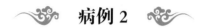

病例 2

（一）病史介绍及影像资料

1. 病史简介

患者女性，49岁。一周前因"子宫多发肌瘤"行术前检查，外院磁共振提示"肝内占位考虑转移性肿瘤"。现患者一般情况可，无恶心、呕吐，无腹痛、腹泻，无胸闷、心悸，无腰酸、乏力。血常规、肝功能正常，乙肝"小三阳"，CA125 轻度升高，余肿瘤标记物如 AFP、CEA、CA199 均正常。

2. MRI 检查图像

如图 1-1-2-1 至图 1-1-2-12。

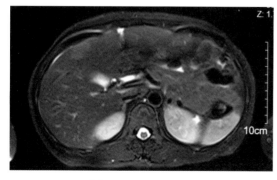

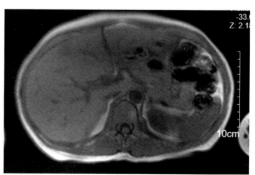

图 1-1-2-1　T_2WI　　　　　　　　　图 1-1-2-2　T_1WI

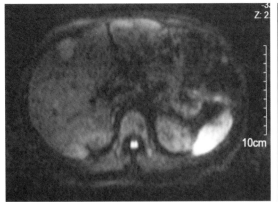

图 1-1-2-3　DWI（b=800mm²/s）

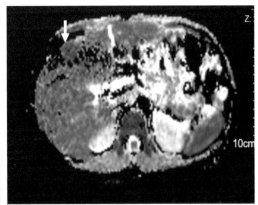

图 1-1-2-4　ADC 图

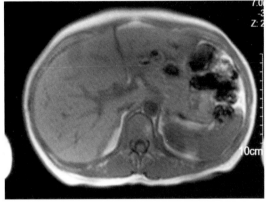

图 1-1-2-5　同相位

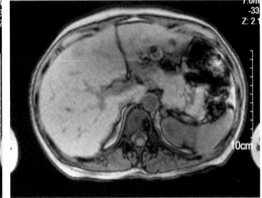

图 1-1-2-6　反相位

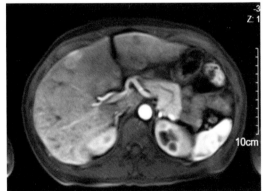

图 1-1-2-7　动脉期

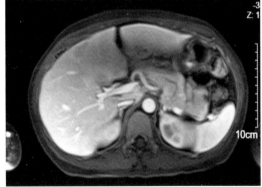

图 1-1-2-8　门脉期

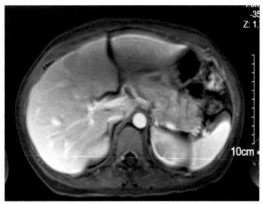

图 1-1-2-9　延迟期

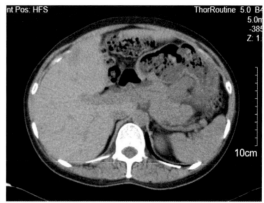

图 1-1-2-10　CT 平扫

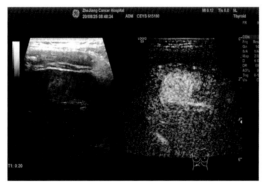

图 1-1-2-11　超声造影动脉期

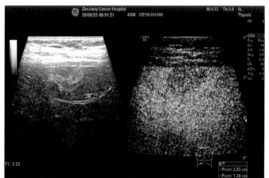

图 1-1-2-12　超声造影延迟期

根据病史及影像学表现，以下问题请考虑：

1. 病灶的强化方式？

2. 病灶与"子宫多发肌瘤"有无相关？

（二）征象描述

左肝内叶见团块状 T_1WI 稍低信号、T_2WI 稍高信号占位，边界欠清，弥散稍受限（图 1-1-2-4 白箭），增强后动脉期可见较明显强化，门脉及延迟期强化减低、呈稍低强化。余肝内未见明显异常占位。

超声示左肝内叶胆囊旁大小 26mm×14mm 高回声结节，边界欠清，经肘静脉注入超声造影剂声诺维 1.6ml，左肝内叶胆囊旁结节动脉期呈高增强（图 1-1-2-11），门脉期等增强，延迟期稍低增强（图 1-1-2-12）。

（三）征象解读及思路分析

1. 征象解读

（1）病史特点：中年女性，有乙肝和子宫肌瘤病史。

（2）MRI 信号特点：T_1WI 稍低信号，T_2WI 稍高信号，弥散轻度受限。

（3）强化特征："快进快出"，即动脉期病灶强化较明显，静脉期、延时期病变强化减低。

（4）其他阴性征象：无延迟强化假包膜，无肝硬化表现。

2. 诊断思路分析

（1）单发、边缘清楚、富血供病变：可见于肝癌、血管瘤、转移瘤、肝脏局灶性结节增生（FNH）、肝腺瘤、肝血管平滑肌脂肪瘤（HAML）、上皮样血管内皮瘤、神经内分泌肿瘤等。

（2）"快进快出"的强化模式：可见于肝癌、肝母细胞瘤、上皮样血管平滑肌脂肪瘤（90%）、PEComa、肝腺瘤（20%～30%）、原发性神经内分泌癌、某些特殊类型转移瘤（如神经内分泌肿瘤、间质瘤等）等。

（3）需除外子宫肌瘤转移至肝脏，大多数肝转移瘤都是多发的，通常累及左右两叶，但约 10% 的病例是孤立的病灶，平扫及强化模式多与原发肿瘤类似。有时较小的病灶也可出现坏死，增强表现为"牛眼征"。

（4）影像学诊断：倾向恶性肿瘤，肝细胞癌（HCC）可能大。

（四）鉴别诊断

1. 肝腺瘤

青年女性，多有完整包膜，较大病灶常合并出血、囊变及脂质，动态增强模式为"快进慢出型"。

2. 肝脏局灶性结节增生（FNH）

无包膜，特有征象：中心瘢痕延迟强化，除中心瘢痕外病灶信号一般很均匀。

3. 血管瘤

渐进性强化趋势，较大病灶可见无强化的中心瘢痕。

4. 上皮样血管平滑肌脂肪瘤

不含有或仅含极少成熟脂肪组织，平扫呈等低或等稍高密度，动脉期增强扫描呈中等度强化，略欠均匀，静脉期进一步强化或持续性强化，延迟期与肝脏等密度。病灶内见畸形粗大的血管为其特征表现。

5. 原发性神经内分泌癌

有神经内分泌功能的一种少见肿瘤，多为囊实性，可见包膜，增强后实性成分动脉期明显厚壁强化，门脉期减退，呈"快进快出"；另可见粗大的供血动脉或引流静脉。

6. 其他

肝脏上皮样血管内皮瘤、肝脏炎性肌纤维母细胞瘤、神经内分泌肿瘤等。

（五）病理对照

手术所见：肝左叶可见一直径 5cm 大小肿块，血管丰富，有假包膜，余肝组织未见转移灶，无肝硬化。

病理结果：结合形态及免疫组化结果，符合具有血管周上皮样细胞分化的肿瘤（PEComa）。免疫组化显示：CK（–）、EMA（–）、Vim（+）、HMB45（+）、Melan–A（+）、Des（–）、Actin（–）、h-caldesmon（–）、CD117（–）、CD34（–）、DOG1（–）、CK8/18（–）、PAX8（–）、Inhibin–α（–）、CD68（弱+）、Ki-67（+，10%）、CD31（–）。

（六）病例点评

PEComa（perivascular epithelioid cell tumor），即血管周上皮样细胞肿瘤，2002年 WHO 软组织及骨肿瘤病理学和遗传学分类将其定义为在组织学和免疫表型上具有血管周上皮样细胞特征的间叶性肿瘤，可以发生在肾脏、肺脏及淋巴管等多个部位，肝脏的 PEComa 比较少见，可分为血管平滑肌脂肪瘤和透明细胞肌黑色素细胞肿瘤。病理切片中往往同时出现梭形平滑肌细胞和脂肪细胞以及厚壁的血管成分，免疫组化PMB45 阳性为其特异性表达。

肝脏以血管平滑肌脂肪瘤为最多见，根据瘤体所含组织成分比例的不同，可以分为混合型（经典型）、脂肪瘤型、肌瘤型及血管瘤型，以混合型最常见。影像学缺乏特异性表现，病灶多为单发，形态规则，边界清晰，除脂肪外密度或信号均匀，囊变、坏死少见；MRI 同反相位序列可检出病灶内的脂质成分；肌瘤型及混合型 HAML 以平滑肌成分为主，CT 呈稍低密度、T_1WI 等低信号、T_2WI 等高信号，动脉期明显强化，持续性强化是其特征性强化方式，肿瘤内部及周边可见点状、条状或扭曲血管影，具有包膜者可见延迟强化。

文献指出早期引流静脉和肿瘤内血管可能是 PEComa 与 HCC 区分的有用特征，但是本病例由于由于不含有成熟脂肪组织，且有快进快出的强化方式，容易导致误诊。如果合并其他肿瘤，需要除外转移瘤可能。

病例 3

（一）病史介绍及影像资料

1. 病史简介

患者女性，46 岁。体检发现肝脏肿块 8 天；查体无特殊；血常规、肝功能正常，乙肝表面抗体阳性，肿瘤标记物如 AFP、CEA、CA199 均正常；4 岁时曾患甲肝并治愈。

2 MRI 检查图像

如图 1-1-3-1 至图 1-1-3-13。

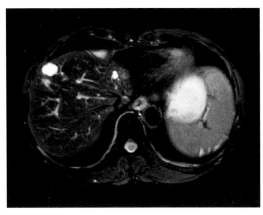

图 1-1-3-1　T_2WI

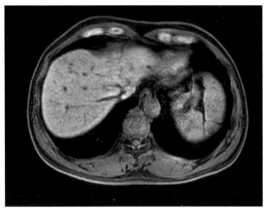

图 1-1-3-2　T_1WI

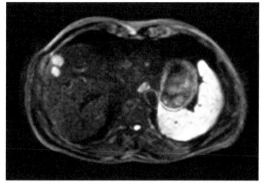

图 1-1-3-3　DWI（b=800mm^2/s）

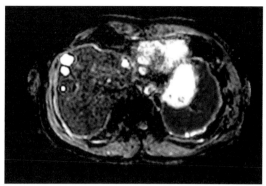

图 1-1-3-4　ADC 图

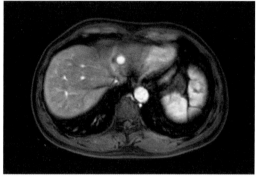

图 1-1-3-5　动脉期

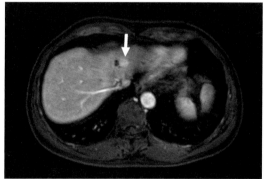

图 1-1-3-6　门脉期

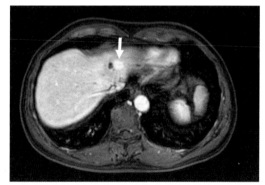

图 1-1-3-7　延迟期

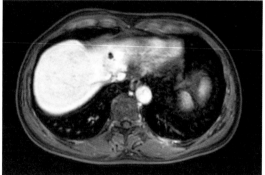

图 1-1-3-8　延迟 5min

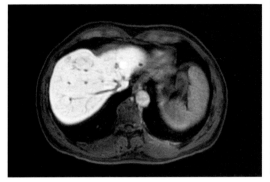

图 1-1-3-9　延迟 10min（肝胆期）

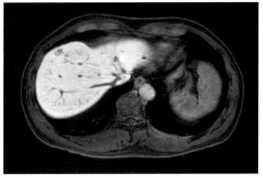

图 1-1-3-10　延迟 15min（肝胆期）

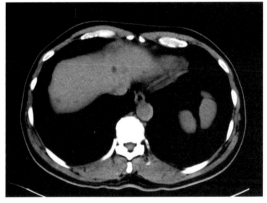

图 1-1-3-11　CT 平扫

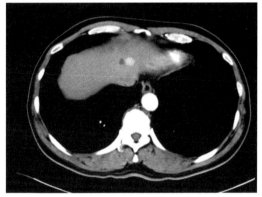

图 1-1-3-12　动脉期

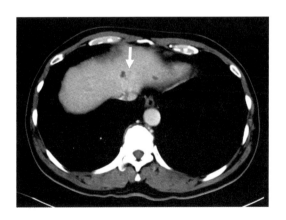

图 1-1-3-13　门脉期

根据病史及影像学表现，以下问题请考虑：

1. 病灶的强化方式？

2. 肝胆期高信号可见于哪些病灶？

（二）征象描述

肝脏 CT 提示 II 段圆形强化结节灶，大小约 1.4cm×1.1cm，动脉期有强化，门脉期病灶中心局部造影剂略有退出（图 1-1-3-13 白箭）。

肝脏 MRI 提示 II 段一枚 T_1WI 呈低信号、T_2WI 稍高信号结节灶，直径约 1.4cm，边缘欠清，增强后病灶动脉期明显强化，门脉期及延迟期病灶中心强化减退、周围仍持续强化（图 1-1-3-7 白箭），肝胆期病灶周围高信号、中心呈稍低信号。

（三）征象解读及思路分析

1. 征象解读

（1）病史特点：中年女性，有甲肝病史，但肿瘤标记物均正常。

（2）CT 特点：病灶平扫边界清晰，动脉期强化明显，门脉期局部略有退出。

（3）MRI 特点：T_1WI 低信号，T_2WI 信号不均匀，等/高信号，无坏死或囊变、出血等。

（4）强化特征："快进慢出"，即动脉期病灶强化明显，静脉期、延时期病变持续强化；病灶内部强化程度不一致，局部略有退出改变。肝胆期病灶大部分均为高信号。

2. 诊断思路分析

（1）单发、边缘清楚、富血供病变：可见于肝癌、血管瘤、转移瘤、FNH、肝腺瘤、血管平滑肌脂肪瘤、上皮样血管内皮瘤、神经内分泌肿瘤等。

（2）患者有甲肝病史，且病灶局部有退出改变，需除外肝细胞肝癌可能。

（3）肝胆期高信号：可见于高分化肝癌、FNH、肝腺瘤等。

（4）影像学诊断：FNH 可能大。

（四）鉴别诊断

1. 高分化肝癌

在肝胆期也可呈高信号，但病灶也常见延迟强化之假包膜、结中结、弥散受限等表现，另外如果患者有 AFP 升高、肝硬化背景也可以辅助诊断。

2. 肝腺瘤

有多种不同的亚型，其中 β-连环蛋白激活型肝细胞腺瘤有 80% 以上可见肝胆期高信号，恶变风险高；腺瘤呈中度均匀强化，可出现出血、坏死，延迟期边缘可见假包膜。

3. 胆管细胞癌

具有丰富的纤维间质，在肝胆期呈相对高信号，即"靶征"；但其余病灶区域呈逐渐强化，强化程度低；另外胆管细胞癌可有肝内胆管扩张、包膜皱缩、淋巴结转移等征象。

4. 海绵状血管瘤

T_2WI 高信号，且病灶为渐进性强化；约近一半的血管瘤因为血池的存在于肝胆期呈病灶局部高信号。

（五）病理对照

1. 手术所见

肝脏表面略有纤维化，左肝外叶近第二肝门处可见直径约 1.5cm 肿瘤。

2. 病理结果

（左肝外叶）局灶性结节性增生（FNH）。

（六）病例点评

局灶性结节增生（focal nodular hyperplasia，FNH）是一种非肿瘤样结节性病变，通常是作为对病变部位的高灌注或先前存在异常动脉的血管损伤而产生的增生性（非肿瘤性）肝细胞反应而发展起来的，在 20 ～ 50 岁之间的女性中常见。病灶通常位于右叶包膜下，常为单发，约 30% 为多发。患者通常无症状，大多数病变是在进行影像学检查或外科手术或尸检时偶然发现的。目前尚无 FNH 恶变的报道，对于无症状的 FNH 患者，推荐进行随访观察即可。

CT 显示病变为低密度或等密度，约 43% ～ 60% 的病人能见到一个更低密度的中央瘢痕。在注射对比剂后由于血供丰富，病灶实质成分在动脉期明显均匀强化，门脉期及延迟期呈等密度或略高密度，而中央瘢痕逐渐强化，延迟后略高于病灶实质成分。部分不典型病例可无中央瘢痕，因假包膜形成而呈环形强化等。极少数 FNH 存在钙化，须活检或手术以排除纤维板层样肝癌。

多数 FNH 边缘无假包膜，CT 表现为均匀低或等密度，病灶中央瘢痕区表现为低密度，增强后表现为延迟强化，肝胆期呈高信号，是本病的特征性表现。本例病灶局部在延迟期略有退出，且未见延迟强化之星状瘢痕，属于 FNH 的不典型表现。

病例 4

（一）病史介绍及影像资料

1. 病史简介

患者男性，51 岁。10 天前因腹痛、腹胀在当地医院行 CT 检查提示：肝硬化改变，肝右后叶占位。查体无特殊；血常规、肝功能正常，乙肝小三阳，AFP 6830ng/ml，余肿瘤标记物如 CEA、CA199 均正常。

2. CT 检查图像

如图 1-1-4-1 至图 1-1-4-3。

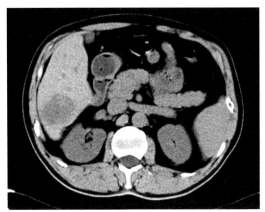

图 1-1-4-1 平扫

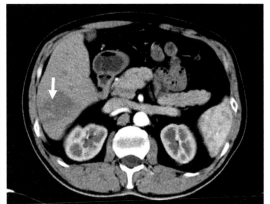

图 1-1-4-2 动脉期

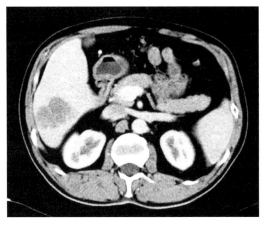

图 1-1-4-3 门脉期

根据病史及影像学表现，以下问题请考虑：

1. 乏血供影像学表现的常见于哪些疾病?

2. 有无肝硬化改变?乙肝病史和 AFP 增高有无临床意义?

（二）征象描述

肝脏 S6 段见低密度占位灶，大小约 5.1cm×4.1cm，呈结节状，边缘模糊；增强动脉期病灶有轻中度强化，病灶内见肿瘤供血动脉（图 1-1-4-2 白箭）；门脉期病灶强化减退。邻近肝包膜光整；肝内胆管系统及血管未见明显异常。

（三）征象解读及思路分析

1. 征象解读

（1）病史特点：中年男性，无阳性体征，有乙肝病史，AFP 明显增高。

（2）病灶特点：边界欠清，略呈分叶状，密度欠均匀，无明显坏死或囊变、钙化等。

（3）强化特征：轻度不均匀强化，局部有退出。

2. 诊断思路分析

（1）乏血供病变：可见于肝硬化结节、胆管细胞癌、肌纤维母细胞瘤、淋巴瘤、乏血供转移瘤、孤立性结节状坏死等。

（2）虽然无明显肝硬化征象，但患者 AFP 明显增高，且有乙肝病史，需考虑不典型表现的肝细胞肝癌。

（3）影像学诊断：肝细胞肝癌。

（四）鉴别诊断

1. 肝硬化结节

无肝动脉供血，CT 无明显对比增强表现，诊断价值有限，常需要再做 MRI 用于鉴别。

2. 炎性假瘤

多表现境界欠清，因炎性细胞和坏死成分的比例不同，影像学表现不同。

3. 转移性肝癌

一般为多发性病灶，肿块边缘增强，中央可见无强化的坏死区，形成典型的"牛眼征"，为转移瘤的特征性表现。

4. 肝腺瘤

多见于口服避孕药女性，表现边缘光滑密度均匀，肿瘤周围可有低密度环。

5. 淋巴瘤

边界清楚的单发或多发肿块，轻度强化，可见"血管漂浮征"。

6. 孤立性坏死结节

多为凝固性坏死，边界清晰，增强后无明显强化，外周包膜轻度"花环状"强化。

（五）病理对照

1. 手术所见

肝脏呈轻度肝硬化表现，肿瘤位于右肝第 VI、VII 段，大小约 $10cm \times 9cm \times 8cm$，靠近胆囊。决定行右肝癌切除术 + 胆囊切除术。

2. 病理结果

（右肝）肿块型肝细胞性肝癌。

（六）病例点评

肝细胞肝癌好发于 30 ～ 60 岁，男性多见，发病与乙肝、丙肝或肝硬化密切相关。临床症状多出现于中晚期，表现为肝区疼痛、消瘦乏力、腹部包块等。约 60% ～ 90% 的肝细胞肝癌患者 AFP 呈阳性，晚期可出现黄疸、淋巴转移和远处转移。

CT 表现为肝实质内形成圆形或类圆形低密度肿块，一般为单发，部分为多发。少数病例可能因肿瘤细胞分化程度较高，或合并肿瘤出血、钙化，可表现为等密度或高密度。巨块型肝癌容易发生中央坏死而出现肿块内更低密度区。肿瘤由于接受肝动脉供血，于动脉期呈明显强化，强化的密度可以均匀或不均匀；在门静脉期，主要由门静脉供血的肝实质明显高密度均匀强化，肿瘤则表现对比增强密度迅速下降；延迟至平衡期，癌灶对比增强密度持续下降；即为所谓的"快显快出"的增强现象。肿瘤边缘假包膜具有明显的特征性，另可观察到合并门静脉癌栓、动 – 静脉瘘、侵犯胆管等恶性征象。

影像学检查发现肝实质软组织肿块，肿瘤边缘有假包膜，增强多期扫描表现为"快进快出"，结合临床资料通常可明确诊断；若同时发现门、肝静脉内癌栓，上腹部淋巴结肿大以及远处器官转移征象则提示肝细胞癌已属晚期。

本例病例有恶性肿瘤征象，但没有出现明显的肝细胞肝癌征象（如快进快出、强化假包膜等），需要与其他恶性肿瘤相鉴别。

病例 5

（一）病史介绍及影像资料

1. 病史简介

患者女性，67 岁。半年前行腹腔镜直肠癌根治术，经 8 周期 XELOX 方案（卡培他滨联合奥沙利铂）化疗后外院检查提示肝左叶新发低密度结节，不除外转移瘤可能，建议 MR 检查。查体无特殊；血常规、肝功能正常，乙肝核心体阳性，肿瘤标记物如 AFP、CEA、CA199 均正常。

2. MRI 及 CT 图像

如图 1-1-5-1 至图 1-1-5-13。

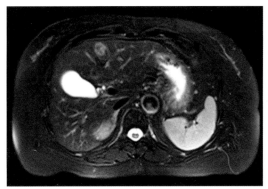

图 1-1-5-1　T$_2$WI

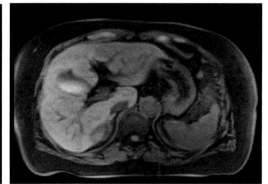

图 1-1-5-2　T$_1$WI

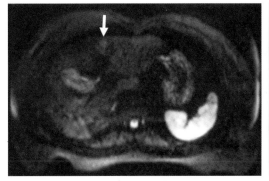

图 1-1-5-3　DWI (b=800mm^2/s)

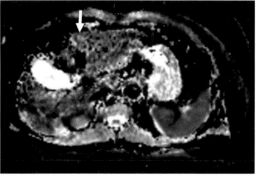

图 1-1-5-4　ADC 图

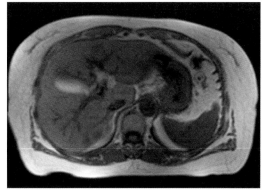

图 1-1-5-5　同相位

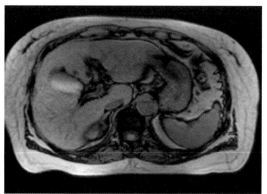

图 1-1-5-6　反相位

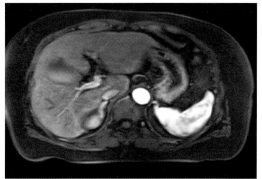

图 1-1-5-7　动脉期

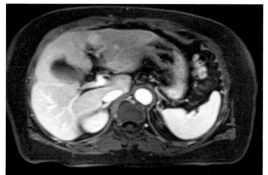

图 1-1-5-8　门脉期

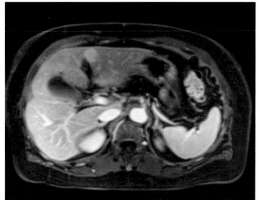

图 1-1-5-9　延迟期

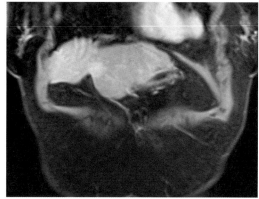

图 1-1-5-10　增强后冠状位

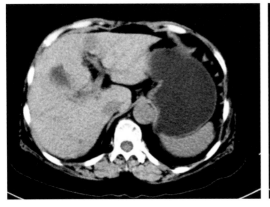

图 1-1-5-11 CT 平扫

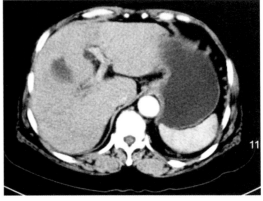

图 1-1-5-12 动脉期

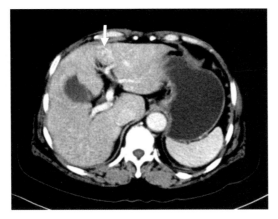

图 1-1-5-13 门脉期

根据病史及影像学表现，以下问题请考虑：

1. 病灶与直肠癌病史有无联系？

2. 病灶的弥散及强化表现？

（二）征象描述

肝左外叶可见异常信号结节灶，T_1WI 呈稍低信号，T_2WI 呈不均匀稍高信号，弥散未见受限（图 1-1-5-3、1-1-5-4 白箭），同反相位未见明显脂肪成分；增强后动脉期轻度强化，门脉期、延迟期呈持续较明显强化；邻近肝包膜光整；肝内胆管系统及血管未见明显异常。

CT 示肝左外叶低密度小结节，边界欠清晰，增强后动脉期轻度强化，门静脉可见不均匀较明显强化（图 1-1-5-13 白箭）。

（三）征象解读及思路分析

1. 征象解读

（1）病史特点：老年女性，无阳性体征，实验室检查结果均阴性，有直肠癌病史。

（2）MRI 信号特点：T_1WI 稍低信号，T_2WI 信号稍高而不均匀，无坏死或囊变、出血等；弥散未见明确受限。

（3）强化特征：动脉期病灶强化不明显，静脉期、延时期病变持续较明显强化；未见假包膜。

（4）其他阴性征象：肿块周围无晕状强化、无中心纤维瘢痕；未侵犯血管，无动静脉瘘，无明显畸形血管；无肝硬化表现。

2. 诊断思路分析

（1）乏血供病变：可见于肝硬化结节、胆管细胞癌、肌纤维母细胞瘤、淋巴瘤、乏血供转移瘤、孤立性结节状坏死等。

（2）延迟强化：胆管细胞癌、血管平滑肌脂肪瘤、炎性假瘤等。

（3）影像学诊断：肝左外叶占位，结合病史考虑转移瘤可能大。

（四）鉴别诊断

1. 肝细胞性肝癌

CT 检查以早期强化为主要特征。三期表现为"快进快出"征象。多有肝炎、肝硬化病史，AFP 多为阳性，两者鉴别不难。但与不典型 HCC 病例难以鉴别。

2. 胆管细胞癌

CT 表现为境界不清的低密度肿块，增强后出现不均匀，持续性强化，肿瘤周围胆管扩张，肝叶萎缩，AFP 多为阴性。两者的鉴别也有一定的难度，因强化方式有一定的共同点。

3. 肝脓肿

CT 表现为肝实质内单发或多发低密度区，呈圆形或椭圆形，其内有分隔，边界清楚或不清楚。20% 的病灶内可见气 - 液平，增强后急性期 90% 可出现"环征"，慢性期可见"三环征"。MRI 上脓肿呈 T_1WI 低信号、T_2WI 高信号改变，增强后脓肿壁呈环形强化，脓腔不强化。

4. 肝细胞腺瘤

CT 多为肝内边界清楚的低密度肿块，少数为等密度肿块，并发出血则密度增高。一部分肿瘤周围出现脂肪变性，肿瘤周围可见环形低密度影环绕，此征为肝细胞腺瘤 CT 特征性表现。增强后动脉期可见粗大的血管穿行于肿瘤内。MRI 上呈 T_1WI 低信号、T_2WI 高信号改变，STRI 序列（短时反转恢复脂肪抑制序列）瘤周呈环形低信号。

5. 淋巴瘤

边界清楚的单发或多发肿块，轻度强化，可见"血管漂浮征"。

（五）病理对照

肝脏穿刺病理结果：（肝脏结节）小条肝组织伴肝细胞浊肿变性，部分区肝窦扩张，小灶淋巴细胞浸润。

（六）病例点评

炎性假瘤是一种极为少见的、以炎性结节性增生为特征的非肿瘤性疾病。年龄以 40 ～ 70 岁多见。男性发病率高于女性，男女比例约为 2 : 1。可单发，亦可多发。目前认为与创伤、感染及免疫、变态反应等因素有关。肝脏炎性假瘤患者一般多无特殊临床表现，伴有瘤体感染和液化时有发热、右上腹痛等症状。

肝炎性假瘤病理学表现为肝脏组织坏死后纤维组织、毛细血管增生伴有大量炎性细胞（淋巴细胞、浆细胞、巨噬细胞、嗜酸性细胞）浸润为特征的肉芽肿型病变，增生变性的致密胶原纤维呈束状、轮状排列，其间可有不等量的浆细胞、淋巴细胞及嗜酸性粒细胞浸润，大致分为三型：黄色肉芽肿型、浆细胞肉芽肿型、玻璃样变硬化型。

CT 平扫表现：肝脏实质内可见孤立或散在的低密度影，直径约小于 3.0cm，其形态多样，以类圆形多见，病灶边缘清晰或模糊。MRI 平扫在 T_1WI 上病灶为等或略低信号；在 T_2WI 上，若病灶以凝固性坏死为主，含自由水少，表现为低或等信号；若病灶内有炎性细胞浸润，因含水较多，表现为稍高信号。

病灶的强化方式与不同的病理基础相关，并且反映了病变的进展过程：炎性假瘤多无直接的动脉供血，所以动脉期多强化不明显；门脉期及延迟期强化方式可分为三类：①自周边向中央逐渐强化：病理检查见病灶血管组织丰富，有大量炎性细胞浸润，周围组织明显充血、出血及炎性水肿，反映病变处于炎症早期；②病灶无明显强化：病检显示病灶内血管组织稀少，以不同程度的凝固性坏死为主，伴有少量的淋巴细胞浸润，反映了病灶处于炎症坏死期；③周边强化：增强均表现为周边明显不规则环状强化，延时扫描强化逐渐消退。病检发现病灶中心区血管较少，以浆细胞、淋巴细胞浸润和凝固性坏死为主，周边主要为纤维组织和大量的毛细血管，表明病灶处于炎症后期。分隔强化及增强后病灶相对缩小对炎性假瘤有重要诊断意义。

本病例为延迟强化的乏血供病变，且有结肠癌病史，易误诊为转移瘤；但病灶并无弥散受限改变，提示为非肿瘤病变。另需要与少部分乏血供肝细胞性肝癌和胆管细胞癌相鉴别。

病例 6

（一）病史介绍及影像资料

1. 病史简介

患者男性，32岁。1个多月前于体检发现甲状腺结节，外院超声提示4类，未予治疗。另发现肝脏肿块8天；查体无特殊；血常规、肝功能正常，乙肝"小三阳"，肿瘤标记物如 AFP、CEA、CA199 均正常。

2. MRI 检查图像

如图 1-1-6-1 至图 1-1-6-10。

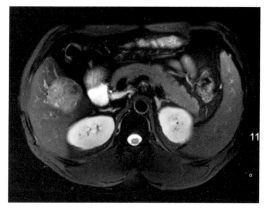

图 1-1-6-1　T₂WI

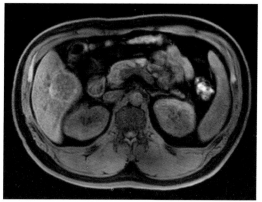

图 1-1-6-2　T₁WI

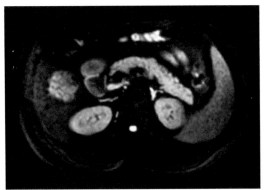

图 1-1-6-3 DWI (b=800mm^2/s)

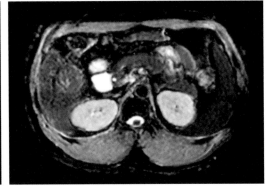

图 1-1-6-4 ADC 图

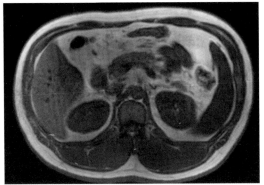

图 1-1-6-5 同相位

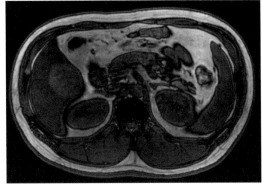

图 1-1-6-6 反相位

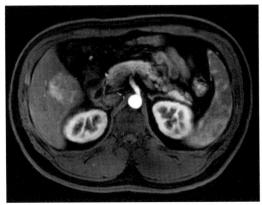

图 1-1-6-7 动脉期

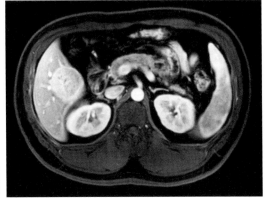

图 1-1-6-8 门脉期

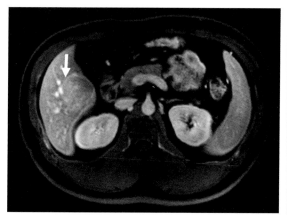

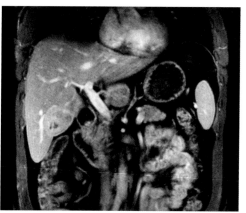

图 1-1-6-9　延迟期　　　　　　　　　图 1-1-6-10　增强后冠状位

根据病史及影像学表现，以下问题请考虑：

1. 病灶的弥散和强化特点？

2. 强化包膜可见于哪些病变？

3. 病灶信号不均匀有何提示意义？

（二）征象描述

右肝下段可见长径约 5.2cm 异常信号肿块影，T_1WI 病灶边缘稍高信号、余呈稍低信号，T_2WI 呈不均匀稍高信号，边界尚清；DWI 呈高信号，ADC 图呈等信号；正反相位未见明显减低区；增强后动脉期、门脉期不均匀强化，延迟期病灶前内侧有退出改变，边缘似可见强化包膜影（图 1-1-6-9 白箭）。

（三）征象解读及思路分析

1. 征象解读

（1）病史特点：中年男性，实验室检查结果均阴性，有乙肝病史。

（2）MRI 信号特点：T_1WI 可见病灶边缘稍高信号环，T_2WI 信号不均匀，呈等 / 高信号，无坏死或囊变、出血等。

（3）强化特征：动脉期病灶不均匀较明显强化，门脉期、延时期病灶局部退出改变，边缘呈"包膜样"强化。

（4）其他阴性征象：肿块周围无晕状强化、无中心纤维瘢痕；未侵犯血管，无动静脉瘘，无明显畸形血管；无肝硬化表现。

2. 诊断思路分析

（1）单发、边缘清楚、富血供病变：可见于肝癌、血管瘤、转移瘤、FNH、肝腺瘤、血管平滑肌脂肪瘤、上皮样血管内皮瘤、神经内分泌肿瘤等。

（2）快进快出：可见肝细胞癌、肝母细胞瘤、上皮样血管平滑肌脂肪瘤、肝腺瘤及神经内分泌瘤、胃肠道间质瘤肝转移等。

（3）有包膜强化：常见于肝细胞肝癌、肝腺瘤、上皮样血管平滑肌脂肪瘤等。

（4）影像学诊断：右肝下段占位，肝细胞肝癌可能大。

（四）鉴别诊断

1. 肝腺瘤

青年女性，多有完整包膜，较大病灶常合并出血、囊变及脂质，动态增强模式为"快进慢出"型。

2. 肝细胞肝癌

大多肝硬化背景，AFP 多持续升高，病灶密度／信号多不均匀，可有包膜，较大病变常伴出血、坏死，动态增强模式为"快进快出"型。

3. 肝脏局灶性结节增生（FNH）

无包膜，特有征象：中心瘢痕延迟强化，除中心瘢痕外病灶信号一般很均匀。

4. 血管瘤

渐进性强化趋势，较大病灶可见无强化的中心瘢痕。

5. 其他

肝脏上皮样血管内皮瘤、肝脏炎性肌纤维母细胞瘤、神经内分泌肿瘤等。

（五）病理对照

肝脏穿刺病理结果：（右肝结节）肝细胞脂肪变性及轻度异型、淤胆伴少量炎性细胞浸润，纤维间质增生。免疫组化：CD34（血窦＋）、CD10（腔缘＋）、GPC3（局部弱＋）、AFP（－）、β–Catenin（膜＋）。

（六）病例点评

炎性假瘤的流行病学、病理学和影像学表现已在病例 5 中论述。

需要注意的是，本病例可能由于炎性组织浸润较多，T₂WI呈稍高信号，且由于炎性充血、渗出及炎性组织增生较为显著，病灶呈等高密度强化。若患者持续随访，瘤体大小和强化方式在短期内可有变化。

肝脏炎性假瘤发病率低，但病变表现多样化，需结合多种影像学检查和实验室指标等，综合判断，确实困难者，可随访或活检。

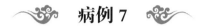

病例 7

（一）病史介绍及影像资料

1. 病史简介

患者女性，73岁。10余年前因为健康体检发现肝内一肿块，考虑肝巨大囊肿，曾在当地医院行穿刺抽液术（具体不详），后定期复查，肿块逐年增大。外院CT提示肝脏巨大占位，约15cm×13cm，考虑囊腺瘤，局部恶变可能。有高血压病史10余年，药物控制尚可。既往有血吸虫病史。血常规、肝功能正常，肿瘤标记物如AFP、CEA、CA199均正常。

2. CT检查图像

如图1-1-7-1至图1-1-7-6。

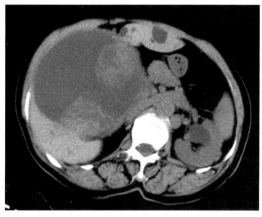

图1-1-7-1　CT平扫

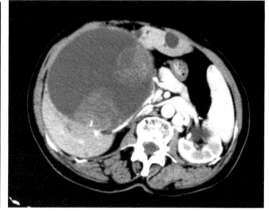

图1-1-7-2　动脉期

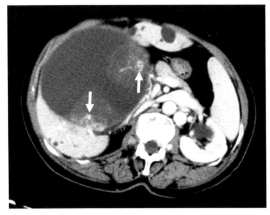

图 1-1-7-3　门脉期

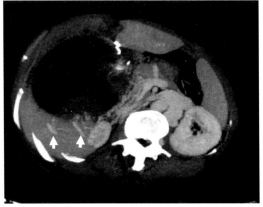

图 1-1-7-4　增强动脉期 MIP

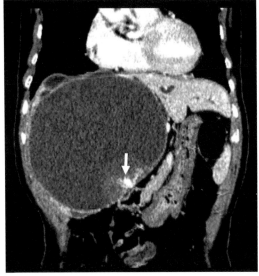

图 1-1-7-5　冠状位重建

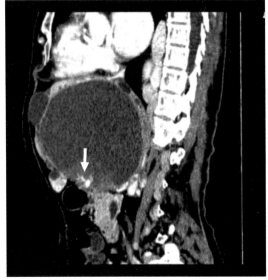

图 1-1-7-6　矢状位重建

根据病史及影像学表现，以下问题请考虑：

1. 影像学表现为囊实性的病灶？

2. 患者病史较长，且有血吸虫病史，对于诊断有无提示意义？

3. 本病例的实性成分强化特点？

（二）征象描述

肝实质多发囊性及囊实性病变，大者约 14.2cm，病灶下部见实性成分，可见强化血管影（图 1-1-7-3、5、6 长白箭），病变周围可见扩张血管影（图 1-1-7-4 短白箭），门脉受压狭窄，邻近结构受压及周围胆管扩张；脾门部多发迂曲增粗血管影。

（三）征象解读及思路分析

1. 征象解读

（1）病史特点：老年女性，有"肝囊肿"、"血吸虫"病史，病灶存在时间较长。

（2）CT特点：病灶边界较清晰，以囊性为主；囊壁内侧可见团块状实性成分，余囊壁菲薄、光整。

（3）强化特征：实性成分"快进慢出"，即动脉期实性成分强化明显、可见迂曲血管影，静脉期病变持续强化。

2. 诊断思路分析

（1）肝脏囊性占位：可见于肝囊肿、胆管囊腺瘤、肝包虫病、肝脓肿、胆管错构瘤等。

（2）增强后可见增粗迂曲血管：可见于血管平滑肌脂肪瘤、血管瘤、肉瘤等。

（3）影像学诊断：胆管囊腺瘤。

（四）鉴别诊断

1. 肝囊肿

肝包虫病：囊壁可有环形或半环形的钙化，内部的子囊更小、更规则，内囊可脱落于囊液中；囊壁均匀，无明确壁结节。

2. 肝脓肿

亚急性期脓肿呈类圆形或卵圆形囊，壁较厚，边缘模糊，囊内偶尔可见气体，CT平扫呈类圆形低密度区，边缘可见水肿形成的高于脓腔但低于正常肝组织的低密度环，动脉期见周围肝实质由炎性充血所致的异常高灌注。

3. 胆管错构瘤

为扩张的分支胆管伴周围纤维胶原基质增生。在磁共振上显示良好，表现为肝脏弥漫分布多发微小水样信号灶，增强扫描多无强化，偶可见病灶轻度环形延迟强化。

4. 肝转移瘤

多发常见，肿瘤大小不等，较大瘤灶内常有坏死、出血，内壁不规整。

（五）病理对照

1. 手术所见

全肝轻度肝硬化，肿瘤位于肝中叶，大小约 13cm×15cm，累及肝包膜，邻近胆囊，余肝散在大小不等囊肿。决定行肝部分切除术 + 胆囊切除 + 肝囊肿开窗切除术。显露肝肿瘤，用 50ml 针筒先抽吸出最大肿块内暗褐色浑浊液约 1200ml，后囊腔内予 PVP-碘和 10% 浓氯化钠液浸泡约 10 分钟，吸除浸泡液后沿囊壁用能量平台完整切除囊壁。

2. 病理结果

（肝）病变符合血管瘤伴梗死。

（六）病例点评

肝血管瘤是临床常见的肝脏良性肿瘤，发病率高，临床表现隐匿，常无典型临床症状及表现，病灶较大时可因对邻近组织和脏器的压迫导致产生临床症状。

由于肿瘤直径大小及数目不同，可表现为孤立、多发和弥漫生长。根据肿瘤含纤维组织多少，可分为硬化性血管瘤、血管内皮细胞瘤、毛细血管瘤和海绵状血管瘤等亚型，其中以海绵状血管瘤最多见，硬化性血管瘤系肝血管瘤退变的结果及其终末阶段，血管内皮细胞瘤的血管内皮细胞增殖活跃、可恶变，毛细血管瘤最为罕见，血管腔细窄，纤维间隔较多。

血管瘤由肝动脉供血，瘤体由扩张的异常血窦构成，内衬单层的扁平血管内皮细胞，无胆管，血窦内纤维组织不完全间隔形成海绵状结构，并充满血液，缓慢流动；从而形成了典型的快进慢出、由周围向中央的充填式强化方式，部分病人伴有动静脉瘘。

CT 平扫呈圆形或类圆形低密度影，边界清晰，密度均匀。增强扫描动脉期病灶边缘点状、斑点状、半环状、环状强化，密度与主动脉接近；门静脉期对比剂向心性扩展，强度逐渐降低；延迟扫描病灶呈等密度完全充填，与肝脏密度相同，"快进慢出"是其特征。

MRI 扫描，T_1WI 呈低信号，T_2WI 呈高信号，且强度均匀，边界清晰，在重 T_2 加权成像其信号更高，称为"灯泡征"；瘤内的血栓、瘢痕组织在 T_1WI 和 T_2WI 均呈更低信号。MRI 检查动态扫描的增强模式与 CT 检查相似，呈"快进慢出"。

本例中的血管瘤大部分区域呈囊性，多因血管瘤出血或血栓机化致囊变，部分可见液–液平；病灶实性区域可见增粗血管。如能结合 MRI 检查有无"灯泡征"或延迟扫描观察对比剂的填充情况，可有助于鉴别。本病例首诊误诊为胆管囊腺瘤，符合征象包括病灶边界清晰，囊壁薄而光整，可见分隔及壁结节，但胆管囊腺瘤一般为多房囊性占位，壁结节较小。

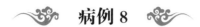

病例 8

（一）病史介绍及影像资料

1. 病史简介

患者女性，67 岁。体检发现肝脏肿块 3 年；查体无特殊；血常规、肝功能正常，乙肝"小三阳"，肿瘤标记物如 AFP、CEA、CA199 均正常。3 年余前患者在当地医院检查，发现肝脏占位，具体不详。患者无明显腹痛腹胀，无恶心呕吐，无胸闷气促，无畏寒发热，无呕血黑便，无皮肤、巩膜黄染等。现外院 PET-CT 提示"右肝混杂密度结节，FDG 代谢稍高，对照前片，病灶明显增大，倾向恶性，含脂肪肝癌可能大"。

2. MRI 检查图像

如图 1-1-8-1 至图 1-1-8-13。

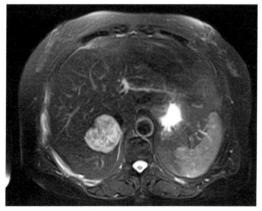

图 1-1-8-1　T_2WI

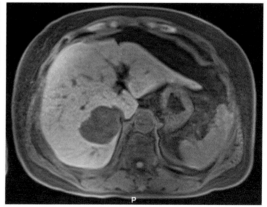

图 1-1-8-2　T_1WI

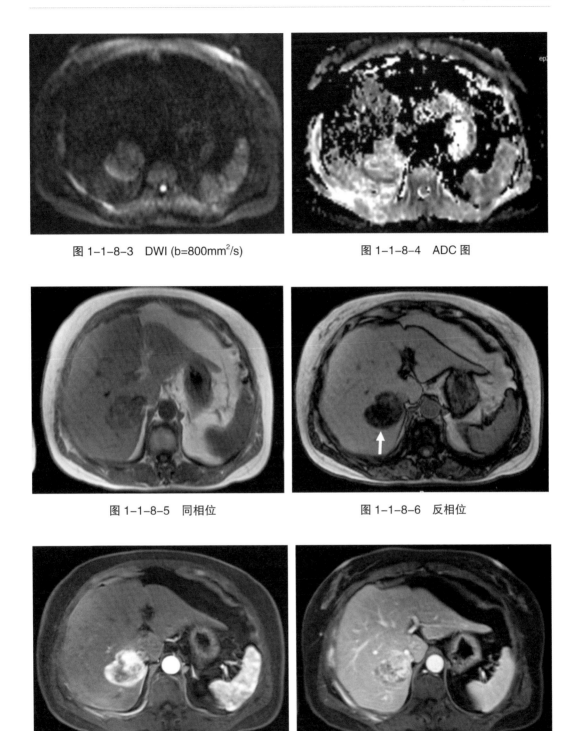

图 1-1-8-3 DWI (b=800mm²/s)

图 1-1-8-4 ADC 图

图 1-1-8-5 同相位

图 1-1-8-6 反相位

图 1-1-8-7 动脉期

图 1-1-8-8 门脉期

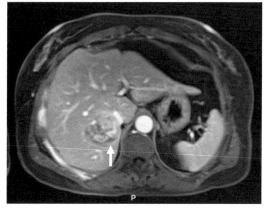

图 1-1-8-9　延迟期

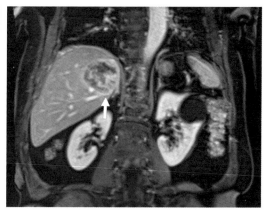

图 1-1-8-10　增强后冠状位

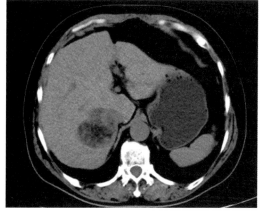

图 1-1-8-11　CT 平扫

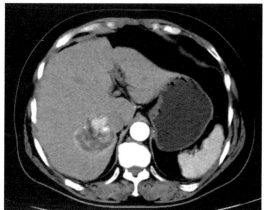

图 1-1-8-12　动脉期

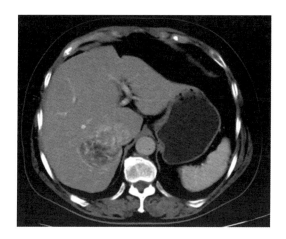

图 1-1-8-13　门脉期

根据病史及影像学表现，以下问题请考虑：

1. 病灶内有何特殊成分？

2. 病灶的弥散和表现有何特点？

3. 患者的病史较长且肿块逐渐变大，常见于哪些病变？

4. FDG 摄取稍高，有何提示意义？

（二）征象描述

肝右叶可见一单发肿块，边界清晰，T_1WI 呈低信号，T_2WI 呈不均匀高信号，弥散未见明显受限，同反相位可见成熟脂肪及脂质成分（图 1-1-8-6 白箭）；增强后动脉期明显不均匀强化，门脉期持续强化，延迟期病灶局部有退出改变；病灶周围可见强化包膜影（图 1-1-8-9、10 白箭），邻近肝包膜光整；肝内胆管系统及血管未见明显异常。

CT 平扫：右肝长径约 3.3cm 混杂密度肿块，可见脂肪密度，增强后动脉期边缘片状明显强化，门脉期局部较前稍有退出。

（三）征象解读及思路分析

1. 征象解读

（1）病史特点：老年女性，无阳性体征，实验室检查结果均阴性。

（2）病灶特点：病灶成分较为混杂，可见脂肪及脂质成分。

（3）强化特征："快进慢出"，即动脉期病灶强化明显，静脉期、延迟期病变持续强化，病灶局部有退出；病灶内部强化程度不一致，内见较粗大的血管影，边缘呈"包膜样"强化。

2. 诊断思路分析

（1）单发、边缘清楚、富血供病变：可见于肝癌、血管瘤、转移瘤、FNH、肝腺瘤、血管平滑肌脂肪瘤、上皮样血管内皮瘤、神经内分泌肿瘤等。

（2）含脂肝脏肿瘤：肝癌、腺瘤、血管平滑肌脂肪瘤、脂肪瘤、畸胎瘤、肝脏肾上腺剩余瘤、脂肪肉瘤及脂肪瘤及其他转移瘤（小肠来源，可合成肠肽，内含脂质）。如果肝硬化结节出现脂质，意味着正向着肝癌转变。

（3）"快进慢出"的强化模式：可见于血管瘤、FNH、肝腺瘤、上皮样血管平滑肌脂肪瘤、部分特殊转移瘤等。

（4）有包膜强化：常见于肝细胞肝癌、肝腺瘤、上皮样血管平滑肌脂肪瘤等。

（5）影像学诊断：首先考虑血管平滑肌脂肪瘤，不排除肝恶性肿瘤。

（四）鉴别诊断

1. 肝癌脂肪变

有 20% 的肝癌结节中有脂肪变性，高分化肝癌多见（约 35%），特别是较小的肝癌病灶中，可以呈局灶性、弥漫性或地图状分布，多需结合肝癌的其他影像学表现和实验室检查鉴别。早期的 HCC 的脂肪变性多均匀分布于病灶，仅表现为密度减低，晚期可形成脂肪瘤样改变。特点：强化减低，可能与血管贫乏且有坏死变性脂肪沉积有关。

2. 肝腺瘤

CT 平扫等密度或稍低密度病灶，有包膜，出血、钙化部位可为高密度，周围常见低密度"透明环"影，包括含脂肪或出血的单发或多发肿块。肝腺瘤为富血供肿瘤，故增强扫描动脉期肝腺瘤多表现为明显强化，出血和坏死囊变区无强化。门脉期和延迟期与肝实质密度相仿或呈略低密度，部分可呈环形强化，提示包膜的存在。出血和脂肪的存在对病变的定性诊断具有重要提示作用。

3. 畸胎瘤

为良性肿瘤，有包膜，起源于多能细胞，典型表现为囊性的肿瘤含有脂肪、毛发、蛋白质碎片和钙化。病灶成分混杂，边界清晰，亦可出现囊壁的钙化，甚至可见肿瘤内骨样组织的存在，增强扫描强化不明显。

（五）病理对照

1. 手术所见

肝脏膈肌粘连，腹水阴性，腹盆腔未及种植转移灶，无肝硬化，肿瘤位于右肝后叶近第二肝门和下腔静脉，约 5cm×5cm 大小，近肝包膜，有包膜，肝门、腹膜后淋巴结无肿大。决定行右肝部分切除术。

2. 病理结果

（右肝后叶）血管平滑肌脂肪瘤。免疫组化单克隆抗体及癌基因检测：Ki-67（+，约 10%）、Melan-A（+）、HMB45（+）、CD34（血管 +）、CD31（+）、Des（-）、SMA（+）、EMA（-）、CK（-）、S-100（+）、Hepa\Hepatocyte（-）、AFP（-）、Vim（+）。

（六）病例点评

肝脏血管平滑肌脂肪瘤（HAML）是肝脏少见的良性间叶性肿瘤，主要由不同含量的脂肪细胞、平滑肌细胞和畸形血管组成，免疫组化染色 HMB45（黑色素瘤的单克隆抗体）表达是其特异性指标。根据瘤体所含组织成分比例的不同，可以分为混合型（经典型）、脂肪瘤型、肌瘤型及血管瘤型（紫癜型），以混合型最常见。本例即为混合型血管平滑肌脂肪瘤，病理学表现为实性成片的肌样细胞混杂片状脂肪细胞，其间穿插小的规则的厚壁血管。

混合型血管平滑肌脂肪瘤 CT 平扫多表现为混杂密度影，增强 CT 动脉期多呈不均匀强化，门脉期亦有部分增强，病灶中心或边缘可见高密度血管影。MRI 平扫 T_1WI 呈混杂信号，脂肪成分呈高信号，T_1WI 脂肪抑制后呈低信号，T_2WI 呈混杂高信号，增强扫描动脉期软组织成分强化，多数能持续到门脉期，病灶内可见高密度血管影。

病灶局部强化方式表现为"快进快出"，可能与肿瘤细胞周围间质见丰富的窦隙状血管网，导致瘤内的血液流速相对较快、对比剂滞留时间相对较短等有关。病灶大部分强化方式表现为"快进慢出"，主要与病灶内含有扩张、扭曲的厚壁血管有关，因为对比剂从血管内扩散入血管外间隙需要的时间较长，且滞留时间也比较长。

参考文献

[1] Peng Y，Qing AC，Cai J，et al. Lymphoma of the liver: Clinicopathological features of 19 patients[J]. Exp Mol Pathol, 2016, 100（2）: 276-280. doi: 10.1016/j.yexmp.2016.02.001. Epub 2016 Feb 6. PMID: 26859783.

[2] Yabe M，Miranda RN，Medeiros LJ. Hepatosplenic T-cell Lymphoma: a review of clinicopathologic features，pathogenesis，and prognostic factors[J]. Hum Pathol, 2018,74:5-16. doi: 10.1016/j.humpath.2018.01.005. Epub 2018 Jan 11. PMID: 29337025.

[3] Zhang S，Yang PP，Huang YC, et al. Hepatic perivascular epithelioid cell tumor: Clinicopathological analysis of 26 cases with emphasis on disease management and prognosis[J]. World J Gastroenterol, 2021, 27（35）:5967-5977. doi: 10.3748/wjg.v27.i35.5967. PMID: 34629813; PMCID: PMC8475011.

[4] Ameurtesse H，Chbani L，Bennani A，et al. Primary perivascular epithelioid cell tumor of the liver: new case report and literature review[J]. Diagn Pathol, 2014, 9:149. doi: 10.1186/1746-1596-9-149. PMID: 25034830; PMCID: PMC4223599.

[5] Auer TA，Walter-Rittel T，Geisel D，et al. HBP-enhancing hepatocellular adenomas and how to discriminate them from FNH in Gd-EOB MRI[J]. BMC Med Imaging, 2021,21（1）:28. doi: 10.1186/s12880-021-00552-0. PMID: 33588783; PMCID: PMC7885421.

[6] Oldhafer KJ，Habbel V，Horling K，et al. Benign liver tumors[J]. Visc Med, 2020, 36（4）:292-303. doi: 10.1159/000509145. Epub 2020 Aug 4. PMID: 33005655; PMCID: PMC7506257.

[7] Ogasawara S，Chiba T，Motoyama T，et al. Prognostic significance of concurrent hypovascular and hypervascular nodules in patients with hepatocellular carcinoma[J]. PLoS One, 2016, 11(9):e0163119. doi: 10.1371/journal.pone.0163119. PMID: 27649084; PMCID: PMC5029907.

[8] Bargellini I，Battaglia V，Bozzi E，et al. Radiological diagnosis of hepatocellular carcinoma[J]. J Hepatocell Carcinoma, 2014, 1:137-48. doi: 10.2147/JHC.S44379. PMID: 27508183; PMCID: PMC4918274.

[9] Oh K，Hwang S，Ahn CS，et al. Clinicopathological features and post-resection outcomes of inflammatory pseudotumor of the liver[J]. Ann Hepatobiliary Pancreat Surg, 2021, 25（1）:34-38. doi: 10.14701/ahbps.2021.25.1.34. PMID: 33649252; PMCID: PMC7952659.

[10] Li HL，Liu HP，Guo GW，et al. Imaging findings of inflammatory pseudotumor-like follicular dendritic cell tumors of the liver: Two case reports and literature review[J]. World J Gastroenterol, 2019, 25（45）:6693-6703. doi: 10.3748/wjg.v25.i45.6693. PMID: 31832007; PMCID: PMC6906205.

[11] Li T，Klar MM，Alawad M，et al. Hepatic sclerosing hemangioma mimicking malignancy: A case and literature review[J]. Am J Med Case Rep, 2021, 9（3）:144-146. doi: 10.12691/ajmcr-9-3-2. Epub 2020 Dec 30. PMID: 33447656; PMCID: PMC7806202.

[12] Shankar S，Rammohan A，Kulaseharan VH，et al. Liver transplantation for rapidly progressive giant hepatic hemangioma with diffuse hemangiomatosis[J]. Exp Clin Transplant, 2021, 19（10）:1106-1109. doi: 10.6002/ect.2020.0330. Epub 2021 Feb 1. PMID: 33535936.

[13] Wu CH，Chiu NC，Yeh YC，et al. Uncommon liver tumors: Case report and literature review[J]. Medicine （Baltimore）, 2016, 95（39）:e4952. doi: 10.1097/MD.0000000000004952. PMID: 27684838; PMCID: PMC5265931.

第二节　肝内多发占位

病例 1

（一）病史介绍及影像资料

1. 病史简介

患者男性，61 岁。右上腹痛半个月，外院查体发现肝占位 1 周；查体无特殊；血常规中性粒细胞稍增高，肝功能正常，乙肝阴性，肿瘤标记物如 AFP、CEA、CA199 均正常。

2. MRI 检查图像

如图 1-2-1-1 至图 1-2-1-8。

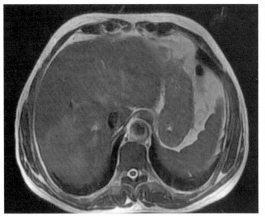

图 1-2-1-1 T₂WI（非脂肪抑制）

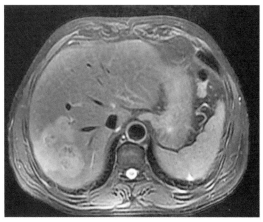

图 1-2-1-2 T₂WI（脂肪抑制）

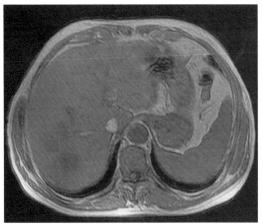

图 1-2-1-3 T₁WI 同相位

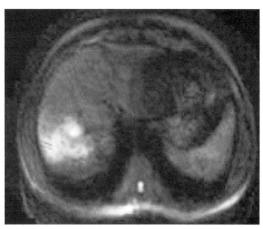

图 1-2-1-4 DWI（b=800mm²/s）

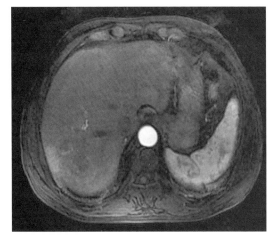

图 1-2-1-5 T₁WI 增强（动脉期）

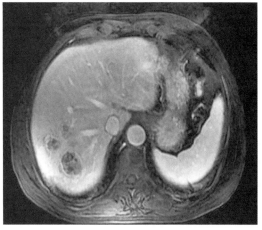

图 1-2-1-6 T₁WI 增强（门脉期）

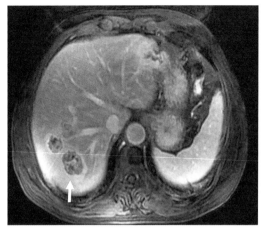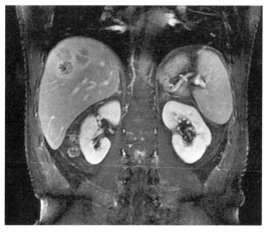

图 1-2-1-7　T₁WI 增强（延迟期）　　　图 1-2-1-8　T₁WI 增强（延迟期冠状位）

根据病史及影像学表现，以下问题请考虑：

1. 病灶的强化方式？

2. 病灶的弥散表现有何特点？

（二）征象描述

肝内多发大小不一结节，边界欠清，平扫 T₁WI 呈低信号，T₂WI 混杂稍高信号为主，内夹杂少许低信号，病灶周围可见片状 T₂WI 高信号影，DWI 弥散受限呈高信号；增强后病灶内部不均匀强化，呈渐进性向心性强化，病灶边缘见强化假包膜影（图 1-2-1-7 白箭），病灶周围另见片状强化影，邻近肝包膜光整；肝内胆管系统及血管未见明显异常。

（三）征象解读及思路分析

1. 征象解读

（1）MRI 信号特点：T₁WI 低信号，T₂WI 不均匀高信号，内见少许低信号，可能为纤维化、含铁血黄素沉着或陈旧性出血，内未见成熟脂肪信号，坏死或囊变不明显。

（2）强化特征："快进慢出"型，向心性强化，各期边缘明显强化假包膜，病灶内部强化程度不一致，周围可见异常高灌注影。

（3）其他阴性征象：肿块周围无中心纤维瘢痕；未侵犯血管，无肝硬化表现。

2. 诊断思路分析

（1）患者为中老年男性，无阳性体征，中性粒细胞稍增高，肿瘤指标均阴性。多发、边缘欠清、富血供病变、可见包膜、向心性强化、周围异常灌注：可见于肝脓肿、转移瘤、上皮样血管内皮瘤、神经内分泌癌、血管肉瘤、肝细胞肝癌等。"快进慢出"的强化模式：可见于血管肉瘤、肝脓肿、上皮样血管内皮瘤、转移瘤等。有包膜强化：常见于肝脓肿、肝细胞肝癌、转移瘤等。灶周包膜无皱缩：包膜皱缩常见于肝细胞肝癌、胆管细胞癌、上皮样血管内皮瘤等。

（2）影像学诊断：肝脏血管肉瘤（原发）。符合征象包括：边缘欠清晰，T_2WI 信号不均匀，无明显囊变、坏死、脂肪及瘢痕样结构等，富血供且动态增强呈"快进慢出"，渐进性向中心强化。

（四）鉴别诊断

1. 肝脓肿

多发病灶，内呈蜂窝状，增强后呈环形持续强化，并且形成靶环征，周围有异常灌注，DWI 病灶内呈高信号提示较为浓稠液体，水分子扩散受限，但一般病灶中心未见渐进性向心性强化。

2. 肝细胞肝癌

大多有肝硬化背景，AFP 多持续升高，病灶密度 / 信号多不均匀，可有包膜，较大病变常伴出血、坏死，动态增强模式为"快进快出"型。

3. 胆管细胞癌

强化特征为"慢进慢出"型，周围可见异常灌注，邻近肝包膜可回缩内凹，肝内胆管细胞癌常见上游肝内胆管扩张等，CA199 常升高。

4. 上皮样血管内皮瘤

多发，可见"棒棒糖"征，邻近肝脏包膜可见皱缩。

5. 神经内分泌癌

肝右叶居多。既有单发病灶，也见大病灶周围伴多个小子灶。病灶中心囊变、坏死，可能与肿瘤细胞增长过快导致局部供血不足有关。出血多见，病灶内部异常供血血管，血供丰富。病灶周围可见异常灌注，可能为肿瘤压迫门脉而肝动脉血流相对增加所致。病灶较大时可见假包膜，可能为周围肝实质受压形成。G1、G2 病灶实性部分动脉期多强化明显，G3 强化可明显，也可轻、中度强化。延迟期病灶多减退，低于肝实质。

6. 其他

肝脏上皮样血管平滑肌脂肪瘤、肝脏淋巴瘤等。

（五）病理对照

穿刺病理结果：肝脏多发血管肉瘤。

（六）病例点评

恶性血管肿瘤包括上皮样血管内皮瘤、皮肤血管肉瘤、软组织血管肉瘤、上皮样血管肉瘤，其诊断的要点如下：

1. 富血供实性肿块，在 T_1WI 上病灶低信号，T_2WI 不均匀高信号，病灶呈"快进慢出"强化。向心性强化提示血管源性肿瘤可能大。

2. DWI 明显高信号，提示恶性肿瘤可能大。

本病例单纯依靠影像学诊断非常困难。

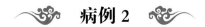

病例 2

（一）病史介绍及影像资料

1. 病史简介

患者女性，51 岁。体检发现肝多发肿物 1 周；查体无特殊；血常规、肝功能正常，乙肝阴性，肿瘤标记物：CA199：40.41U/ml（0.00 ～ 37.00）；AFP、CEA、CA125 均正常。

2. MRI 检查图像

如图 1-2-2-1 至图 1-2-2-10。

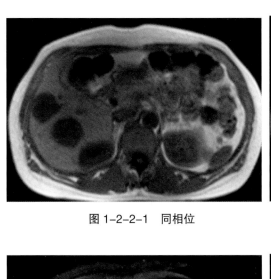

图 1-2-2-1　同相位　　　　　　　　　　图 1-2-2-2　反相位

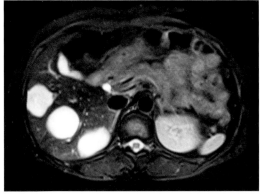
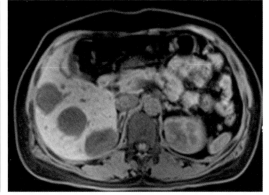

图 1-2-2-3　T$_2$WI 脂肪抑制　　　　　　图 1-2-2-4　T$_1$WI 脂肪抑制

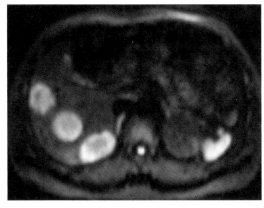
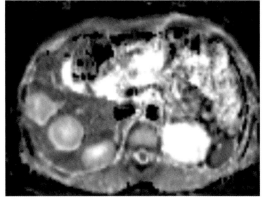

图 1-2-2-5　DWI（b=800mm^2/s）　　　　图 1-2-2-6　ADC

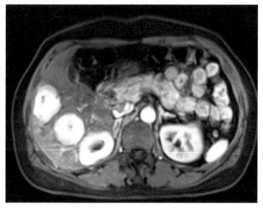

图 1-2-2-7 T₁WI 增强（动脉期）

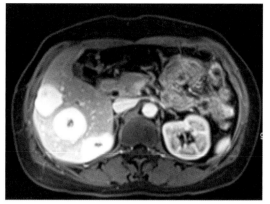

图 1-2-2-8 T₁WI 增强（门脉期）

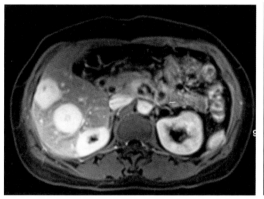

图 1-2-2-9 T₁WI 增强（延迟期）

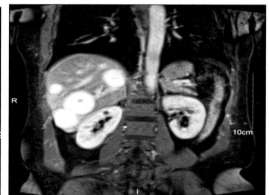

图 1-2-2-10 T₁WI 增强（延迟期冠状位）

根据病史及影像学表现，以下问题请考虑：

1. 病灶的强化方式？

2. 病灶的弥散表现有何特点？

（二）征象描述

肝内可见多发肿块及结节影，边界清晰，平扫 T_1WI 呈低信号，T_2WI 明显高信号，内见更高信号影，扩散未见受限，同反相位未见信号衰减；增强后病灶周围动脉期明显均匀强化，门脉期持续强化，延迟期持续强化，病灶中心未见强化；病灶周围未见强化包膜影，邻近肝包膜光整；肝内胆管系统及血管未见明显异常。

（三）征象解读及思路分析

1. 征象解读

（1）MRI 信号特点：T_1WI 低信号，T_2WI 高信号，内见更高信号影。

（2）强化特征："快进慢出"，即动脉期病灶强化明显，静脉期、延时期病变持续强化，病灶中心未见强化。

（3）其他阴性征象：肿块周围无晕状强化、无中心纤维瘢痕；未侵犯血管，无动静脉瘘，无明显畸形血管；无肝硬化表现。

2. 诊断思路分析

（1）患者为中年女性，实验室检查肿瘤指标稍增高，无乙肝病史。海绵状血管瘤：T_2WI 明显高信号，内可见更高信号影，呈灯泡征，未见弥散受限。肝脏最常见的海绵状血管瘤呈"快进慢出"，结节状向中心填充。其他类型血管瘤：动脉期即明显环形强化，门脉期及延迟期未见减退，中心未见强化区域可能为纤维或坏死区。

（2）影像学诊断：肝脏多发血管瘤。

（四）鉴别诊断

1. 上皮样血管内皮瘤

多发，扩散受限，"棒棒糖征"，包膜皱缩。

2. 血管肉瘤

渐近性强化，强化不均，扩散受限。

3. 转移瘤

肝脏多发肿块及结节，G1 级神经内分泌瘤转移 T_2WI 信号高，动脉期及门脉期强化明显，扩散受限。

4. 局灶性结节增生

病灶的中央有星状瘢痕及辐射状纤维分隔，T_2WI 可为高信号，瘢痕延迟期强化，肝特异性对比剂肝胆期可鉴别。

（五）病理对照

手术所见：术中探查腹腔无粘连，全肝无肝硬化，左右肝可触及多发肿块，完整切除并移离左肝外叶标本。

手术病理结果：（左）肝血管瘤。

血管瘤分毛细血管瘤、海绵状血管瘤、硬化性血管瘤。

1. 毛细血管瘤临床特征

一种主要由毛细血管型血管组成的血管瘤，多见于儿童。

（1）组织形态：由增生的毛细血管组成，增生的毛细血管呈分叶状或结节状排列，小叶间为纤维结缔组织，小叶内或小叶间可见管径较大的营养性血管，病程较长者，间质可出现明显的纤维化。

（2）影像学特征：增强后动脉期强化明显，几乎可与主动脉强化程度类似，随后病灶强化程度减低，仍与主动脉强化程度类似，该强化特点可将病灶与转移瘤相鉴别。

2. 海绵状血管瘤临床特征

海绵状血管瘤是一种主要由扩张的薄壁大血管组成的血管瘤，也称静脉畸形。内脏以肝、脾最多见。

（1）组织形态：由不同管径的扩张薄壁大血管组成，管壁为扁平的内皮细胞，腔内充满血液，血管腔内常见新鲜或机化的血栓形成（静脉石）。

（2）影像学特征：增强后肿瘤周边呈花环状、结节状向中心强化，快进慢出。

3. 硬化性血管瘤

是血管瘤发生硬化的过渡阶段，当瘤体出现显著的纤维化及完全闭塞的血管腔时称为硬化血管瘤。

影像学特征：CT 及 MRI 增强后缺乏动脉期强化，仅在延迟期表现为病变边缘的轻度强化；病理结果揭示这种影像学表现与组织的纤维化相关，纤维化从血管瘤中央向边缘发展，最终可累及整个病灶。部分出现典型血管瘤的向心性强化，但强化程度弱，可见瘤体中央或偏心的纤维组织，玻璃样变性和局灶性梗死导致的无强化区域为其特征性表现。

病例 3

（一）病史介绍及影像资料

1. 病史简介

患者男性，31岁，来自新疆乌什县，间断右上腹疼痛1个月。患者1个月前无明显诱因下出现右上腹疼痛不适，呈阵发性胀痛，约30分钟后缓解，无发热寒战、无恶心呕吐、无全身皮肤及巩膜黄染；查体无特殊。血常规：嗜酸细胞绝对值 $1.55 \times 10^9/L$（$0.02 \sim 0.52$），嗜酸细胞百分比 21.20（$0.4 \sim 8.0$）。肝功能正常，乙肝阴性，肿瘤标记物均正常。

2. CT检查图像

如图 1-2-3-1 至图 1-2-3-8。

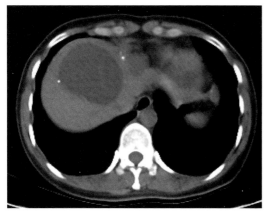

图 1-2-3-1 平扫期

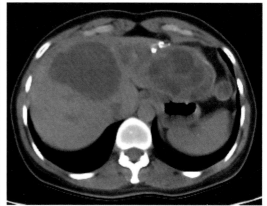

图 1-2-3-2 平扫期

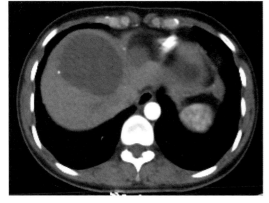

图 1-2-3-3 动脉期

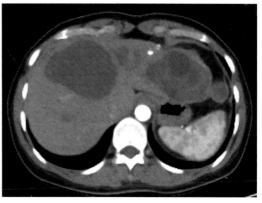

图 1-2-3-4 动脉期

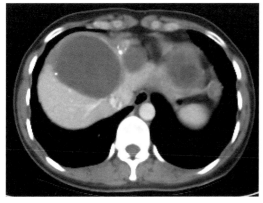

图 1-2-3-5 门脉期

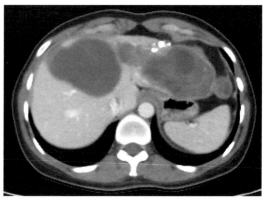

图 1-2-3-6 门脉期

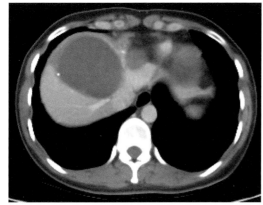

图 1-2-3-7 延迟期

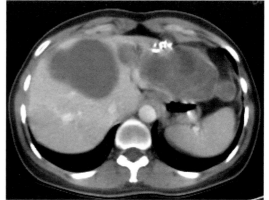

图 1-2-3-8 延迟期

（此病例由新疆生产建设兵团第一师医院骆世兵提供）

根据病史及影像表现，以下问题请考虑：

1. 病灶起源于肝实质还是胆道系统？

2. 病灶的强化方式？

（二）征象描述

肝内多发囊性灶，边界清，囊壁可见钙化，未见壁结节，右肝单囊病灶内见条状高密度影，左肝病灶囊内可见多发分隔，病灶周围未见明显水肿，增强后各期病灶囊壁可见强化，邻近肝包膜光整，肝内胆管未见扩张及胆汁淤积，肝内血管未见明显异常。

（三）征象解读及思路分析

1. 征象解读

（1）CT 影像特点：肝内多发囊性灶，边界清，囊壁可见钙化，未见壁结节，右肝单囊病灶内见条状高密度影，呈"水上浮莲"征，左肝病灶囊内可见多发分隔，病灶周围未见明显水肿。

（2）强化特征：病灶囊壁可见强化，余未见强化。

（3）其他阴性征象：病灶周围无水肿，无异常灌注，未侵犯血管，无肝内胆管扩张及胆汁淤积、无肝硬化表现。

2. 诊断思路分析

患者为青年男性，来自西部地区，嗜酸性粒细胞增高，提示可能为寄生虫等感染性疾病，乙肝及肿瘤指标均阴性。多发囊性灶、囊壁可见钙化，提示良性病灶可能大，囊内见典型"水上浮莲征"及分隔为多发子囊，囊壁可见强化，提示肝包虫病诊断。无乙肝肝硬化、无肿瘤指标升高、囊壁无壁结节等提示肝脏来源恶性肿瘤等表现，无肝内胆管扩张，提示非胆道来源。

3. 影像诊断

肝包虫病。

（四）鉴别诊断

1. 肝囊肿

多发病灶，无分隔，未见强化。

2. 多发性肝内胆管错构瘤

CT 表现为肝内多发的小圆形、欠规则形低密度、稍低密度影，边缘多欠清晰、锐利，大小不等，不同病灶之间密度可不均等，增强扫描不强化。部分错构瘤影像表现与肝包虫病鉴别困难，但是错构瘤属于先天性疾病，多发生于 2 岁儿童及婴幼儿，T_2WI 表现为多发囊状高信号，信号强度不一，呈"满天星"表现，显示的数量较 CT 平扫及 T_1WI 序列明显增多，有一定特征性。

3. Caroli 病

主要鉴别点是胆道水成像示 Caroli 病囊肿与胆管系统相通，而肝包虫病与胆管系统不相通。

4. 肝脓肿

多发病灶,内呈蜂窝状,增强后呈环形持续强化,并且形成靶环征,周围有异常灌注,DWI 病灶内呈高信号提示较为浓稠液体,水分子扩散受限,但一般病灶中心未见渐进性向心性强化。

5. 多发囊性转移瘤

多有一定程度环形强化及原发肿瘤病史,结合临床及肿瘤标志物等实验室检查不难鉴别。

(五)病理对照

手术病理结果:(肝包虫)肝小叶结构存在,部分区域见囊性变,囊壁纤维化变性,其周围见大量慢性炎细胞及嗜酸性粒细胞浸润,囊腔内见大量均质粉染无结构的变性物,诊断:肝细棘球蚴囊肿。

(六)病例点评

肝包虫病是地方性寄生虫病,流行于我国新疆、甘肃等西部地区。男性发病率高于女性,年龄 20 ~ 30 岁多见。初期无明显症状,囊肿增大后上腹部出现包块。囊肿压迫肺可出现咳嗽,压迫胃可出现恶性、呕吐,压迫胆道可出现黄疸,压迫门静脉可引起腹水、脾大。肝包虫病分为囊性肝包虫病和泡型肝包虫病。单房型包虫囊肿 CT 表现为边缘光滑的圆形或者椭圆形囊泡,内囊液呈水样密度;多房型包虫囊肿囊内可见多个子囊间隔,囊肿整个呈多边形车轮状或者玫瑰花瓣状,在 MRI 下显示为长 T_1、T_2 信号。子囊相对于整个囊肿密度显示更低,其中内囊破裂 MRI 下显影可见"水上浮莲征""飘带征"。

本病例具有典型的肝包虫病特征,来自西部地区的年轻患者,多发囊性灶,右肝为单房囊型肝包虫病,其内囊破裂可见典型"水上浮莲征""飘带征";左肝病灶为多发囊型肝包虫病内见多个子囊分隔,无壁结节,囊壁可见强化。本病例结合临床病史及影像学诊断较容易。

第二章 胆囊病变

❦❦❦ **病例 1** ❦❦❦

（一）病史介绍及影像资料

1. 病史简介

患者女性，43 岁。1 个月前因无明显诱因下出现上腹痛，以"急性胰腺炎"于外院对症治疗；CT 检查提示"胰周渗出性改变、胆囊壁增厚、双侧胸腔少量积液并两下肺膨胀不全"。现患者无腹痛腹胀，无恶心呕吐，无畏寒发热等不适。实验室检查提示血小板、CA199、CA125、CA242、CA50 均轻度升高。既往史无特殊。

2. CT 检查图像

如图 2-1-1 至图 2-1-7。

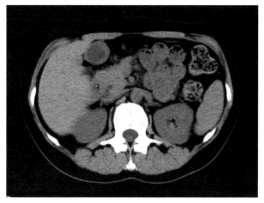

图 2-1-1 平扫

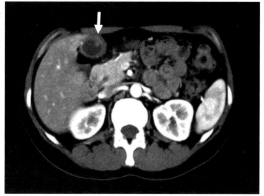

图 2-1-2 增强动脉期

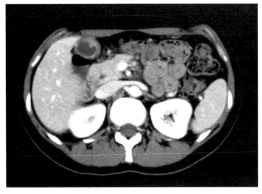 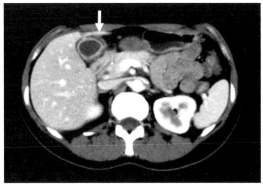

图 2-1-3　增强静脉期　　　　　　　　　　图 2-1-4　增强静脉期

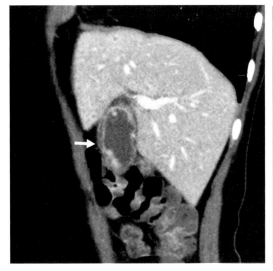 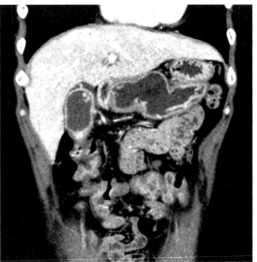

图 2-1-5　增强静脉期矢状位重建　　　　　图 2-1-6　增强静脉期冠状位重建

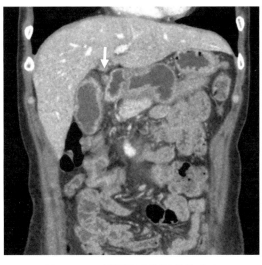

图 2-1-7　增强静脉期冠状位重建

根据病史及影像学表现，以下问题请考虑：

1. 胆囊壁的增厚范围？

2. 与胰腺炎病史有无相关征象？

3. 肝门部增大淋巴结有何提示意义？

（二）征象描述

胆囊壁明显增厚，以胆囊底为著，局部可见小结节状突起，增强后可见明显强化（图2-1-2白箭）；胆囊壁可见水肿改变，呈"双边征"（图2-1-4、5白箭），浆膜面毛糙，局部与肝脏分界欠清。肝门部可见1枚增大淋巴结影（图2-1-7白箭），短径约0.9cm，增强后可见轻度不均匀强化。肝内未见明显异常占位。胰腺边界清晰，周围渗出已不明显。

（三）征象解读及思路分析

1. 征象解读

（1）胆囊壁增厚范围较大且不均匀，有片状增厚和内生结节两种形态，黏膜线不光整。

（2）胆囊壁毛糙，有胆囊炎征象。

（3）肝门部可见增大淋巴结。

（4）既往有胰腺炎病史。

2. 诊断思路分析

（1）患者为青年女性，既往有胰腺炎病史，现胰腺炎征象已不明显，但胆囊仍有炎症表现；多种肿瘤指标轻度升高，但特异性欠佳，炎症和肿瘤均需要考虑。

（2）胆囊壁增厚按照病因可分为胆源性和非胆源性，肝炎、肝硬化、肾衰、低蛋白血症等非胆源性病因往往导致胆囊壁弥漫增厚，胆囊壁局限性增厚多见于胆囊息肉、胆囊癌等，黄色肉芽肿性胆囊炎、胆囊腺肌症也可见局限性增厚。

（3）本病例胆囊壁增厚区域强化明显，且伴有肝门部淋巴结肿大，故倾向于肿瘤性病灶。

（4）影像学诊断：胆囊癌，肝门部淋巴结转移可能。

（四）鉴别诊断

1. 黄色肉芽肿性胆囊炎

以老年女性多见，常伴有反复发作的胆石症。约 90% 表现为胆囊壁弥漫性增厚，增厚的胆囊壁内可见低密度结节带（肉芽肿），即"夹心饼干征"，增强后可见连续的高强化黏膜线；炎症较重时可累及邻近器官。无淋巴结肿大或肝内转移等。

2. 胆囊息肉或乳头状腺瘤

需与腔内型胆囊癌鉴别，前者一般较小、生长速度慢，病灶基底部较窄、可见蒂相连，强化程度往往低于胆囊癌。

3. 胆囊腺肌症

由于胆囊黏膜及肌层过度增生，胆囊壁增厚，增生的黏膜上皮伸入肌层，罗阿氏窦（Rokitansky-Aschoff sinus）增多、扩大成囊状，并深入肌层、甚至可深达近浆膜层，形成黏膜内憩室，它表现为胆囊壁肌层增厚，需与厚壁型胆囊癌相鉴别。

4. 胆囊炎

胆囊周围可见因胆囊壁水肿或渗出导致的胆囊周围境界清晰的低密度影，胆囊壁增厚而腔内黏膜面光整。

（五）病理对照

1. 病理结果

（1）（胆囊）低分化腺癌。

（2）（肝门部）1 只淋巴结可见异型增生细胞。

（六）病例点评

胆囊癌为起源于胆囊黏膜的恶性肿瘤，是胆道系统最常见的恶性肿瘤，通常与既往有胆囊结石、慢性胆囊炎、胆囊息肉、胆囊腺瘤的发病史相关。好发于中老年女性，发病部位以胆囊底和胆囊颈多见。

胆囊癌早期多无明显临床症状，可伴有右上腹痛、黄疸、腹胀、腹部肿块、体重下降等。

影像学表现可分为三种类型：①胆囊壁增厚型，胆囊壁呈不规则或结节状增厚；②腔内型，多发或单发的乳头状向腔内生长的肿块，基底部胆囊壁增厚；③肿块型，胆囊腔几乎被肿瘤占据，形成软组织肿块，甚至累及周围肝实质，此类型最为常见。

增强扫描可见肿瘤及局部胆囊壁明显强化。胆囊癌容易侵犯肝脏或其他周围脏器，或发生肝内转移；淋巴结转移较为常见，主要转移到肝门、胰头、腹主动脉旁淋巴结；病灶较大时可压迫或侵犯胆囊管及肝总管引发胆道梗阻症状。

本病例最重要的鉴别诊断是黄色肉芽肿性胆囊炎，两者均可表现为胆囊壁增厚、合并胆囊结石及肝胆边界模糊，但黄色肉芽肿性胆囊炎的黏膜多连续、光整，被肉芽肿推向胆囊腔内，与肝实质发生炎性浸润时可伴有动脉期一过性强化。

病例 2

（一）病史介绍及影像资料

1. 病史简介

患者男性，71 岁。3 个月前饱餐后出现右上腹剧烈疼痛，呈阵发性，伴恶心呕吐，无畏寒发热，以"急性胆囊炎"对症解痉处理后好转。3 个月来患者反复出现上腹部疼痛不适，来我院进一步检查。血常规、肿瘤标记物均正常。既往高血压病史 20 年余。

2. CT 检查图像

如图 2-2-1 至图 2-2-4。

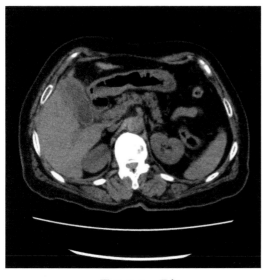

图 2-2-1 平扫

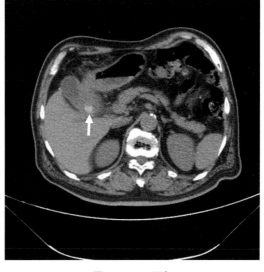

图 2-2-2 平扫

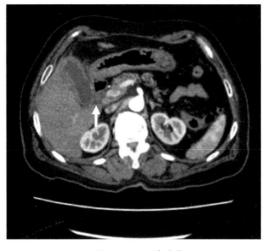 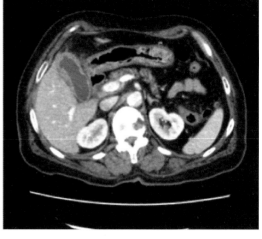

图 2-2-3 动脉期　　　　　　　　　　　　　图 2-2-4 静脉期

根据病史及影像学表现，以下问题请考虑：

1. 腹痛与哪些影像征象相关？

2. 胆囊壁增厚的特点？与胃壁的关系？

3. 淋巴结增大有何提示意义？

（二）征象描述

胆囊稍增大，胆囊壁最厚达 1.3cm，平扫 CT 值约 28HU（Hounsfield Unit, 亨氏单位），增强动脉期、静脉期 CT 值分别为 63HU 和 78HU；胆囊周围可见斑片状渗出及多发肿大淋巴结，较大直径约 1.3cm（图 2-2-3 白箭）；胆囊颈部见直径约 2.3cm 的类圆形致密影（图 2-2-2 白箭）。

（三）征象解读及思路分析

1. 征象解读

（1）病史时间较长，合并胆囊结石，有急性发作病史。

（2）胆囊壁厚薄不均，但较为对称；增强后可见线状强化之黏膜影，且较为连续。

（3）胆囊壁与邻近胃壁肝脏分界不清，胆囊周围脂肪间隙稍模糊。

（4）下腔静脉旁可见增大淋巴结，边界较为清晰，强化较为均匀。

2. 诊断思路分析

（1）患者为老年男性，有胆囊结石及胆囊炎反复发作的病史，虽然血常规未见异常，但经对症解痉治疗有效；胆囊壁虽然不均匀增厚，但形态较为对称，周围可见渗出，更为提示炎性改变。邻近组织结构侵犯和淋巴结增大虽也可见于胆囊癌，需重点鉴别，但胆囊癌起源于黏膜上皮，难以见到连续强化的黏膜线。

（2）影像学诊断：黄色肉芽肿性胆囊炎（XGC）。

（四）鉴别诊断

1. 胆囊腺肌症

表现为弥漫性上皮和平滑肌增生，扩张的罗阿氏窦可能含有胆汁、胆固醇、淤泥或结石。腺肌瘤病壁内病灶通常很小，呈线性排列。

2. 胆囊癌

较难鉴别，但胆囊癌病灶明显破坏黏膜，易累及周围肝脏和出现淋巴结转移，肝内胆管扩张多见。

3. 胆囊放线菌病

影像学表现为广泛浸润到周围结构的肿块，很难与胆囊癌和 XGC 相鉴别，需结合密切的临床和放射学随访或影像引导下的穿刺活检。

4. 急性胆囊炎

胆囊壁弥漫性增厚，周围脂肪间隙模糊或液体潴留，严重者可发生坏死穿孔或胆囊腔内出现气体。

5. 慢性胆囊炎

通常与胆囊结石互为因果，可由急性胆囊炎反复发作而来，胆囊一般萎缩，胆囊壁均匀或不均匀增厚，增强后强化较均匀，黏膜连续。

（五）病理对照

病理结果：送检灼烧变形的纤维脂肪组织内见急慢性炎细胞浸润，符合黄色肉芽肿性胆囊炎。

（六）病例点评

黄色肉芽肿性胆囊炎（xanthogranulomatous cholecystitis，XGC）是一种不常见的慢性胆囊炎，常见于老年男性，约 80% 的病例中可见胆囊结石，8.5%～30.5% 的病例甚至伴有胆囊癌。病理学上以胆囊的黄色肉芽肿性炎症为特征，壁内堆积脂质巨噬细胞和急、慢性炎症细胞。

胆囊的黄色肉芽肿性炎症可以非常严重，并可以蔓延到邻近的结构，如肝脏、肠道和胃，导致致密的粘连、穿孔、脓肿形成，甚至与邻近肠道的瘘管沟通。显著的胆囊壁增厚和致密的局部粘连很容易被误诊为胆囊癌。

影像学表现为胆囊壁弥漫性或局灶性壁增厚、增厚的胆囊壁内结节、管腔表面强化伴连续黏膜线或黏膜线局灶性破损：胆囊壁增厚通常是弥漫、对称性的，范围从4mm 至 18.5mm 不等，典型表现为"三明治征"，即浆膜层、黏膜层强化，中间的肌层不强化；局灶性增厚在 XGC 中较少见，且更可能与胆囊癌相关；胆囊壁内结节可能是黄色肉芽肿或脓肿；XGC 是胆囊壁的病理改变，黏膜表面大多完整或仅局限性破损，而胆囊癌大多引起黏膜破坏。周围浸润表现为局部脂肪堆积或间隙模糊、消失，邻近结构一过性异常强化。

本病例虽然胆囊壁厚薄不均，但呈对称性，且增强之后可见较为完整的黏膜面，这是与胆囊癌的重要鉴别要点；周围淋巴结轻度肿大，强化尚均匀，边界清晰，首先考虑为炎性增生的淋巴结。胆囊壁与胃壁等其他脏器的粘连常容易导致误诊为胆囊癌。

参考文献

[1] Sharma A, Sharma KL, Gupta A, et al. Gallbladder cancer epidemiology, pathogenesis and molecular genetics: Recent update[J]. World J Gastroenterol, 2017, 23（22）:3978-3998. doi: 10.3748/wjg.v23.i22.3978. PMID: 28652652; PMCID: PMC5473118.

[2] Ramachandran A, Srivastava DN, Madhusudhan KS. Gallbladder cancer revisited: the evolving role of a radiologist[J]. Br J Radiol, 2021, 94（1117）:20200726. doi: 10.1259/bjr.20200726. Epub 2020 Oct 23. PMID: 33090880; PMCID: PMC7774702.

[3] Akkurt G, Birben B, Çoban S, et al. Xanthogranulomatous cholecystitis and gallbladder cancer: two diseases with difficult differential diagnoses[J]. Turk J Gastroenterol, 2021, 32（8）:694-701. doi: 10.5152/tjg.2021.201006. PMID: 34528883.

[4] Hale MD, Roberts KJ, Hodson J, et al. Xanthogranulomatous cholecystitis: a European and global perspective[J]. HPB （Oxford）, 2014, 16（5）:448-58. doi: 10.1111/hpb.12152. Epub 2013 Aug 29. PMID: 23991684; PMCID: PMC4008163.

第三章　胰腺病变

⌘⌘⌘ 病例 1 ⌘⌘⌘

（一）病例图像及病史介绍

1. 病史简介

患者男性，57岁。上腹痛20余天；查体：上腹部轻度压痛；实验室检查：血常规等正常；肿瘤标志物如AFP、CEA、CA199等均正常，免疫球蛋白G：23g/L（正常值：7 ～ 16g/L）。

2. CT检查图像

如图3-1-1至图3-1-4。

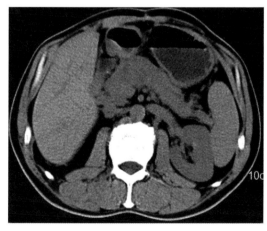

图 3-1-1　平扫

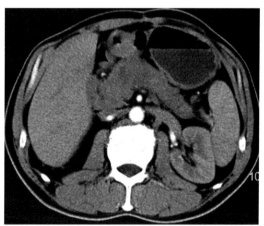

图 3-1-2　动脉期

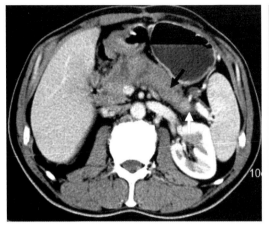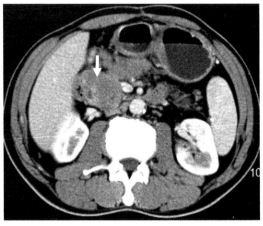

图 3-1-3 　门脉期（胰体尾层面）　　　　　图 3-1-4 　门脉期（胰头层面）

根据病史及影像学表现，以下问题请考虑：

1. 病变累及的范围包括哪些部位？

2. 病灶的密度和强化方式有何特点？

3. 首先考虑什么诊断？需与哪些疾病相鉴别？

（二）征象描述

胰腺弥漫性不规则肿胀，胰头部呈多发肿块样改变（图 3-1-4 白箭），边缘清晰，病灶内密度不均，见散在小片状更低密度区，胰管部分显示（图 3-1-3 黑箭）；增强扫描病灶呈轻度渐进性不均强化，门脉期胰腺体尾部旁见条状低密度带（图 3-1-3 白箭），形成"刀鞘征"（capsule-like rim）样改变，周围无明显渗出，邻近血管无侵犯，胰周及腹膜后未见明显肿大淋巴结。

（三）征象解读及思路分析

1. 征象解读

（1）影像特征：病灶弥漫性生长，累及广泛，密度欠均；主胰管部分可见，呈节段性狭窄；胰体尾处"刀鞘征"样改变；增强为轻度渐进性强化，强化稍不均。

（2）其他阴性征象：主胰管无明显截断扩张，肝内胆管无扩张；病灶内无出血，周围脂肪间隙无渗出、积液；邻近血管无侵犯，胰周及腹膜后均未见明显肿大淋巴结。

2. 诊断思路分析

（1）患者为老年男性，上腹部痛，免疫球蛋白 G 轻度升高，肿瘤标志物 CA199 正常。病灶范围广泛，累及整个胰腺实质，一般弥漫性病变可见于弥漫型胰腺癌、急 / 慢性胰腺炎、自身免疫性胰腺炎、转移瘤、结核、淋巴瘤等；此例胰管无明确截断扩张，一般不考虑导管上皮来源的胰腺癌；通过仔细阅片还可发现病灶周围"刀鞘征"改变，此征象为自身免疫性胰腺炎的典型特征。

（2）影像学诊断：自身免疫性胰腺炎（AIP）。

（四）鉴别诊断

1. 胰腺癌

弥漫型胰腺癌常造成胰管截断并扩张，肿瘤标志物常升高，强化程度明显低于正常胰腺实质，常侵犯邻近血管及组织，常伴淋巴结转移和肝转移。

2. 慢性胰腺炎

胰腺腺体萎缩伴胰管串珠样扩张和胰腺实质或胰管内钙化，常有酗酒史和疼痛症状，增强呈渐进性明显强化。

3. 急性间质水肿性胰腺炎

急性病程，胰腺常弥漫性肿大，周围脂肪间隙模糊伴多发渗出，可有急性液体积聚，而 AIP 不常见。

4. 淋巴瘤

原发胰腺淋巴瘤十分罕见，多数为肿块型，好发于胰头，边界清晰，密度均匀，增强呈轻中度强化，可包绕邻近血管，呈血管漂浮征，MRI 检查 DWI 明显扩散受限；弥漫型表现为胰腺体积弥漫增大，边缘不清。

（五）随访影像

该患者胰腺肿块针吸结果显示：见少量淋巴细胞，未见肿瘤依据。故出院，未予治疗。

4 个月后复查 CT 及 MRI 病灶明显缩小，胰颈处（图 4-1-5-8，白箭）仍见病灶（图 3-1-5 至图 3-1-8）。

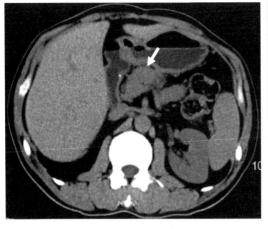
图 3-1-5　CT 平扫

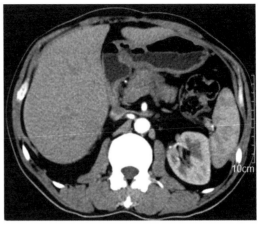
图 3-1-6　CT 增强动脉期

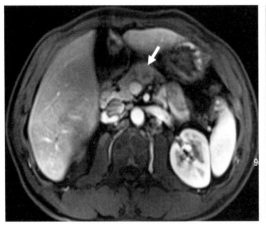
图 3-1-7　MRI T$_1$WI 增强（门脉期）

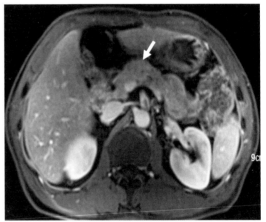
图 3-1-8　MRI T$_1$WI 增强（延迟期）

（六）病理对照

病灶随访后虽然大部分病灶缩小、消失，但胰颈部仍见病灶，怀疑此处伴发肿瘤病灶，故手术。

1. 手术所见

于胰颈部、体部各见一枚肿物，大小均约 2.5 cm × 2.5 cm，胰颈部肿物突出胰腺包膜，肿瘤与后方肠系膜上静脉粘连严重，胰腺周边粘连严重，肝总、幽门下、胰颈部下方见肿大、质硬淋巴结，未累及肠系膜上动脉。

2. 病理结果

（胰腺肿物 1、2 及胰体尾）胰腺组织内部分区域纤维组织增生伴大量淋巴细胞、浆细胞浸润及淋巴滤泡形成（符合 IgG4 相关性疾病），部分区域可见坏死及多核巨细胞反应。

（七）病例点评

自身免疫性胰腺炎（autoimmune pancreatitis，AIP）是一种主要累及胰腺的免疫介导的炎症性疾病，激素治疗有效。AIP好发于45岁以上中老年男性，男女比例约为3～7：1，常无特异性临床表现。组织学分为两型：Ⅰ型，以血清IgG4水平升高为特征，常合并其他器官受累，在亚洲国家约占96%；Ⅱ型，即原发性导管中心性胰腺炎，无IgG4相关性，以欧美国家报道为主，诊断该型需要组织学证据。根据形态可分为弥漫型和局灶型。弥漫型最为常见，表现为胰腺小叶轮廓消失，实质弥漫性肿胀，呈"腊肠状"改变，边缘清晰，DWI呈均匀高信号，增强为动脉期轻度强化，延迟期明显强化，周围出现典型"刀鞘征"表现，即胰周见低密度晕环或包膜，由炎症及纤维化累及胰腺周围脂肪组织造成。局灶型AIP占33%～41%，表现为局灶性肿块，以胰头、钩突部常见，表现类似胰腺炎，但边界多清晰、密度多均匀，且为延迟强化。胰管呈弥漫性或节段性狭窄，表现为"胰管穿通征"（duct-penetrating sign），此点可与胰腺癌相鉴别。AIP多为系统性疾病，90%可表现为IgG4相关性胆管炎，35%AIP患者有肾脏受累，表现为肾实质内圆形或楔形低密度区；有些患者伴有腹膜后纤维化、IgG4相关性肺疾病、涎腺肿大或肿块。

本例难点：胰腺弥漫性肿胀不甚均匀，轮廓未完全消失，尤其胰头处呈多发结节样外观，典型的"腊肠状"改变不明显，胰体尾包膜处的"刀鞘征"因强化不明显，容易遗漏，病灶内密度不均，强化不明显也容易造成误诊。

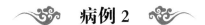

病例 2

（一）病例图像及病史介绍

1. 病史简介

患者女性，59岁。主诉：左侧腹部隐痛1个月余；查体：无特殊；实验室检查：血常规、肝功能、炎症指标正常；肿瘤标志物如CA125、CA199、AFP等均正常。

2. CT检查图像

如图3-2-1。

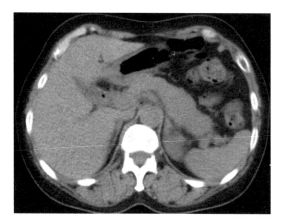

图 3-2-1　平扫

3. MRI 检查图像

如图 3-2-2 至图 3-2-8。

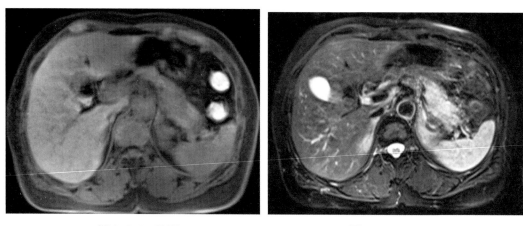

图 3-2-2　T₁WI

图 3-2-3　T₂WI

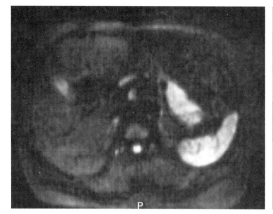

图 3-2-4　DWI

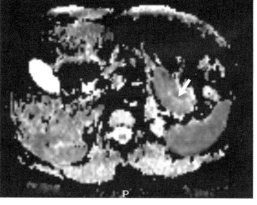

图 3-2-5　ADC（1.05×10^{-3}mm²/s）

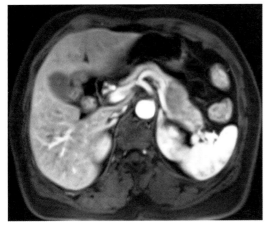

图 3-2-6　T₁WI（动脉期）

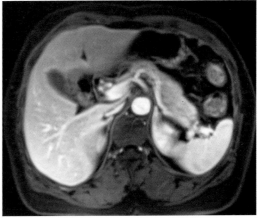

图 3-2-7　T₁WI（门脉期）

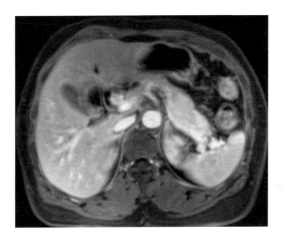

图 3-2-8　T₁WI（延迟期）

根据病史及影像学表现，以下问题请考虑：

1. 病变的密度和信号特点？

2. 病灶的强化方式有何特点？

3. 首先考虑什么诊断？需与哪些疾病相鉴别？

（二）征象描述

CT 平扫示胰腺体尾部稍肿胀，内密度均匀，与正常胰腺实质分界不清。

MRI 示胰腺体尾部见不规则异常信号影，边缘欠清，T₁WI 呈等低信号（图 3-2-2），T₂WI 呈明显均匀高信号（图 3-2-3），DWI 呈明显高信号（图 3-2-4），ADC 上呈低信号（图 3-2-5），其中 ADC 内可见高信号条状影（提示肿块内走行的胰管，白箭）；

增强后动脉期（图 3-2-6）强化不明显，门脉期（图 3-2-7）和延迟期（图 3-2-8）呈明显渐进性强化，其中延迟期强化幅度高于邻近正常胰腺组织；肿块紧邻脾静脉，但未见血管明确受累倾向，周围及腹膜后未见明显肿大淋巴结。

（三）征象解读及思路分析

1. 征象解读

（1）信号/密度特点：CT 上与正常胰腺实质密度接近，其内密度均匀；MRI 上 T_1WI 病灶内部呈等信号，T_2WI 呈明显均匀高信号，其内见胰管穿行征象，弥散受限，无明显坏死、出血、囊变、钙化等。

（2）强化特征：呈明显渐进性强化，延迟期强化＞正常胰腺实质。

（3）其他阴性征象：主胰管无截断扩张；病灶未累及邻近血管、周围无转移淋巴结；周围脂肪间隙无渗出。

2. 诊断思路分析

（1）患者为老年女性，因腹痛就诊，血常规正常，炎症指标、肿瘤标志物均呈阴性。病灶虽较大，但是密度/信号很均匀，坏死、囊变、出血、钙化均未见，弥散受限较明显，此类病变可见于早期胰腺癌、神经内分泌肿瘤、淋巴瘤、实性浆液性囊腺瘤、肿块型慢性胰腺炎、局灶性自身免疫性胰腺炎；病灶又呈明显渐进性强化，可见于神经内分泌肿瘤、肿块型慢性胰腺炎、局灶性自身免疫性胰腺炎、浆液性囊腺瘤等；病灶中的胰管穿通征可见于慢性胰腺炎、自身免疫性胰腺炎，此例未见自身免疫指标的异常。

（2）影像学诊断：肿块型慢性胰腺炎。

（四）鉴别诊断

1. 胰腺癌

好发于老年男性，肿瘤标志物常升高，病灶多呈低密度，边界不清，肿块较大时多出现坏死，增强为乏血供表现，胰管常截断并扩张，病灶常侵犯邻近组织、血管。

2. 神经内分泌肿瘤（pancreatic neuroendocrine tumor，PNET）

以实性病变为主，病灶较大时密度不均，常出现囊变、坏死、钙化等；低级别 PNET 动脉期常明显强化，幅度高于正常胰腺实质；高级别 PNET 呈渐进性强化，肝转移和淋巴结转移也更常见；部分 PNET 可伴有内分泌相关症状。

3. 局灶性自身免疫性胰腺炎（autoimmune pancreatitis，AIP）

局灶型 AIP 占全部 AIP 的 33% ～ 41%，表现为局灶性肿块，以胰头、钩突部常见，边界多清晰，密度均匀，多为延迟强化，常伴 IgG4 的升高，可累及多器官或系统。

4. 实性浆液性囊腺瘤

极为罕见，占浆液性囊腺瘤不到 1%，边缘常呈分叶状，CT 呈等稍低密度，T_2WI 呈明显高信号，弥散无受限，增强动脉期呈明显强化。

（五）病理对照

1. 手术所见

肿瘤位于胰尾部，大小约 5cm×3cm×3cm，质硬，周边粘连，未累及脾脏、肾上腺、左肾，未累及肠系膜下静脉、脾静脉、腹腔干等；未探及肝、腹膜、盆底等远处转移灶；肝脏、盆腔未及转移结节。

2. 病理结果

（胰腺体尾）胰腺组织伴炎症细胞浸润及纤维组织增生。

（六）病例点评

肿块型慢性胰腺炎（mass-forming chronic pancreatitis, MFCP）属于特殊类型慢性胰腺炎，有 10% ～ 20% 的慢性胰腺炎患者会在局部形成肿块。MFCP 因炎症迁延不愈导致中性粒细胞浸润伴纤维组织增生形成局限性肿块，以胰头部多见。MFCP 是胰腺癌的危险因素，两者可合并存在，术前准确诊断较为困难。MFCP 一般呈低密度灶，T_1WI 呈低信号，T_2WI 呈等高信号，边界欠清，轮廓不整，其内坏死囊变少见，位于胰头时，主胰管及胆总管呈不规则扩张，管壁多不光滑，且扩张的胆管下段逐渐变细（"鼠尾征"，rat tail sign），且呈均匀环形强化，胰管也是在肿块内穿行而过（"胰管穿通征"，penetrating duct sign），病灶内可见多发沿胰管分布的结石或胰腺实质内钙化，肾前筋膜可增厚。MFCP 因存在慢性炎症反复刺激，导致病变区存在不同程度的渗出、增生及纤维化，细胞内外水分子运动较正常胰腺组织减少，故在 DWI 上呈稍高信号，ADC 值稍降低。增强上 MFCP 的血流量及血容量明显增多，其强化峰值明显增高，达峰时间缩短，时间 – 信号强度曲线表现为"缓升缓降"型，强化较胰腺癌更均匀，因病灶内纤维组织的存在，常为明显延迟强化；整体而言动脉期为低强化，静脉期为中度强化，延迟期为中低到等高密度/信号强化。MFCP 周围的血管常因受压而变窄或移位，血管壁多完整，侵犯较少见。MFCP 因长期慢性炎症刺激，其周围可以见到肿大淋巴结，但淋巴结密度/信号多均匀，强化多均匀明显。但 MFCP 出现侵袭性表现时，要警惕合并胰腺癌的可能。

本例具有典型的 MFCP 的影像学表现，如密度/信号均匀，弥散受限，渐进性明显强化，"胰管穿通征"等；本例难点在于：病灶位于胰腺体尾部，相关慢性胰腺炎的伴随征象不明显。若对该病认识不清，非常容易造成误诊。

病例 3

（一）病例图像及病史介绍

1. 病史简介

患者男性，65 岁。主诉：发现胰尾占位半个月；查体：无特殊；实验室检查：免疫球蛋白 G：17.5g/L（正常值：7～16g/L），肿瘤标志物 CA199：38.59U/ml（正常值：0～37U/ml）。血常规、肝功能均正常。

2. CT 检查图像

如图 3-3-1 至图 3-3-3。

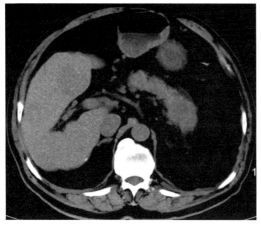

图 3-3-1　平扫

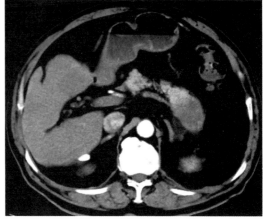

图 3-3-2　动脉期

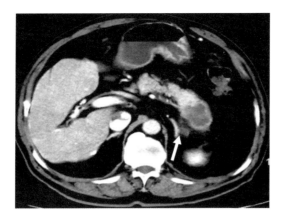

图 3-3-3　门脉期

3. MRI 检查图像

如图 3-3-4 至图 3-3-11。

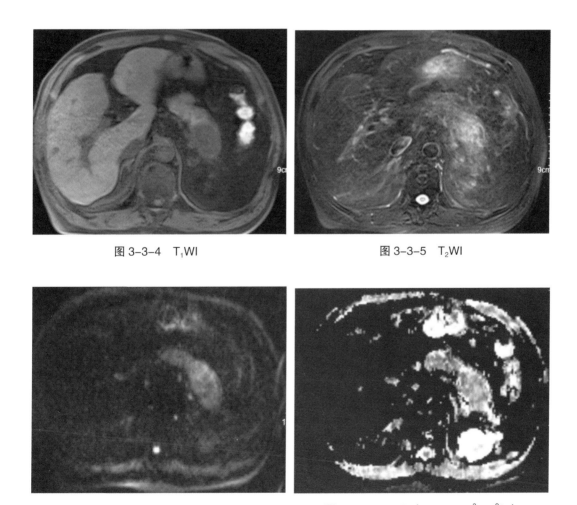

图 3-3-4　T₁WI

图 3-3-5　T₂WI

图 3-3-6　DWI

图 3-3-7　ADC（1.05×10^{-3}mm²/s）

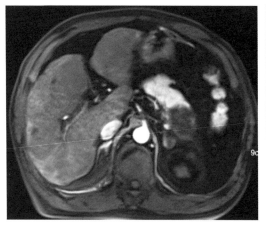

图 3-3-8　T₁WI（动脉期）

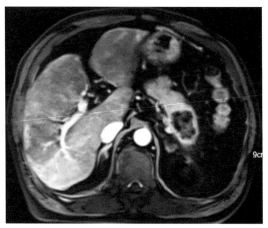

图 3-3-9　T₁WI（门脉期）

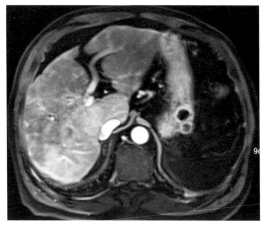

图 3-3-10　T₁WI（延迟期）

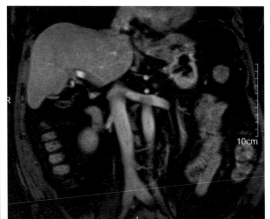

图 3-3-11　T₁WI（增强冠状位）

根据病史及影像学表现，以下问题请考虑：

1. 病变的密度和信号特点？

2. 病灶有无累及邻近组织或器官？

3. 首先考虑什么诊断？需与哪些疾病相鉴别？

（二）征象描述

CT 示胰体尾处见一类圆形低密度软组织肿块影，边缘不清，其内密度混杂，增强呈轻度强化，病灶边缘见明显环形强化，周围脂肪间隙稍模糊（图 3-3-3，白箭）。

MRI 示胰体尾处病灶 T_1WI 呈低信号（图 3-3-4），T_2WI 呈混杂稍高信号（图 3-3-5），边缘模糊，DWI 示病灶内部分稍高信号（图 3-3-6），ADC 示部分稍低（图 3-3-7），提示弥散稍受限；多期增强扫描后病灶呈明显环形强化（图3-3-10），内见少许絮状强化影（图3-3-9），其内大部分坏死区无强化。增强冠状位示病灶与邻近胃壁分界不清，内壁欠光整（图3-3-11）；胰周及腹膜后未见明显肿大淋巴结，肝内未见明确转移瘤。

（三）征象解读及思路分析

1. 征象解读

（1）MRI信号特点：病灶内见大量坏死，T_2WI显示等高混杂信号，周围脂肪间隙模糊。

（2）强化特征：动脉期无明显强化，门脉期渐进性强化，肿瘤内见大片状不彻底坏死，内部见少许絮状样强化影，病灶边缘明显不规则环形强化。

（3）侵袭性特征：病灶向上侵犯胃壁，周围脂肪间隙模糊，提示病灶向周围组织浸润生长。

（4）其他阴性特征：病灶内无钙化，无明显出血成分，周围未见明显肿大淋巴结，无肝转移表现。

2. 诊断思路分析

（1）患者为老年男性，无阳性体征，CA199略升高；病灶呈低密度，内伴大量坏死，信号混杂，可见于胰腺癌、神经内分泌肿瘤、实性假乳头状瘤、转移瘤、黏液性囊腺癌等；增强呈明显环形强化，一般可见于胰腺癌、神经内分泌肿瘤、转移瘤等；病灶侵犯邻近胃壁，提示恶性肿瘤征象，结合肿瘤标志物，最常见的为胰腺癌。

（2）影像学诊断：胰腺癌，局部侵犯周围脂肪间隙及胃壁。

（四）鉴别诊断

1. 神经内分泌癌（pancreatic neuroendocrine carcinoma，PNEC）

PNEC多表现为边界清楚的软组织肿块，增强呈渐进性较明显强化，程度要高于胰腺癌，胰周浸润较胰腺癌更少见。

2. 黏液性囊腺癌

好发于中年女性，呈囊实性病变，可见囊壁钙化，其内分隔增厚伴结节或软组织形成提示恶性。

3. 实性假乳头状瘤

好发于年轻女性,病灶内常伴坏死、出血,有完整包膜,增强呈持续不均匀中度强化,周围组织侵犯少见。

4. 胰腺转移瘤

常为胰腺乏血供转移(如来源于肺、结肠),富血供转移主要源于肾细胞癌,常多发,且有原发病史和其他部位的转移瘤。

（五）病理对照

1. 手术所见

胰腺质脆,肿瘤位于胰腺体尾部,大小约4cm×4cm×5cm,质硬,界不清,外侵明显,累及胃底和肾筋膜,周围炎症水肿明显。

2. 病理结果

(胰体尾)块型(瘤体5cm×4.5cm×2.5cm)低分化癌(结合免疫组化,符合腺鳞癌),累犯(胃底)黏膜下层,累犯神经。P40(部分＋)、P63(部分＋)、CK5/6(＋)、CEA(局灶弱＋)、CK7(灶＋)、AAT(＋)。

（六）病例点评

胰腺腺鳞癌(pancreatic adenosquamous carcinoma, PASC)属于胰腺癌的特殊类型,占胰腺外分泌肿瘤不到4%,同时伴有鳞癌及腺癌分化,其中鳞癌成分要超过30%才能诊断为腺鳞癌。腺鳞癌在临床和影像学表现上类似胰腺导管腺癌,但预后更差;其好发于中老年人,平均发病年龄为63岁,男性为主,最常见的症状是黄疸、体重减轻、腹痛和背痛。胰头部肿瘤因较早引起梗阻性黄疸,故发现较早,而胰腺体尾部肿瘤发现时多已晚期。本例诊断出胰腺癌伴周围脂肪间隙及胃壁侵犯即可。胰腺癌影像学上常表现为边界不清的低密度肿块或结节,在梗阻部分常伴有胰管和胆管的突然截断和扩张,并伴有肿块上游的胰腺实质萎缩。当肿瘤内出现大量坏死时可以提示腺鳞癌的诊断。胰腺癌多数(约85%)为乏血供肿块,因此在门静脉期及胰腺期显示最佳,但大约有5%的肿瘤在各期限均显示为等密度肿块,此时需要关注肿瘤的继发征象,比如胰腺炎表现、胰管扩张、胰腺轮廓异常、上游实质萎缩等。胰腺癌在较大时可出现坏死,但未经治疗的肿瘤几乎不出现钙化。胰腺癌侵袭性极强,常直接侵犯周围血管、组织和器官(十二指肠、小肠、胃、脾脏、肾上腺等）。MRI 有助于发现在 CT 上等密度的小肿瘤，尤其在 T_1WI 上，与高信号的胰腺实质形成对比；而在 T_2WI 上肿瘤常与胰腺实质信号相等。增强 T_1WI 与 CT 类似，为渐进性延迟强化，强化程度远低于周围胰腺实质。

对于本病例而言，胰腺恶性肿瘤的诊断并不难，但要仔细观察病灶周围和邻近组织、器官，适当结合冠状位，发现病灶外侵的证据。本例冠状位显示病灶侵犯邻近胃壁，也进一步证实为恶性肿瘤，而其内大片坏死伴明显环形强化常提示胰腺腺鳞癌的诊断。

病例 4

（一）病例图像及病史介绍

1. 病史简介

患者女性，36 岁。主诉：发现胰腺占位 1 个月；查体：无特殊；实验室检查：肿瘤标志物 AFP：8.6ng/ml（正常值：0 ～ 8.1ng/ml），余肿瘤标志物、血常规、肝功能均正常。

2. CT 检查图像

如图 3-4-1 至图 3-4-2。

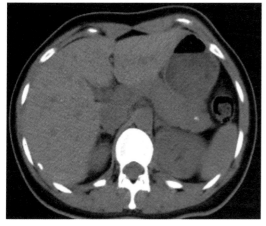
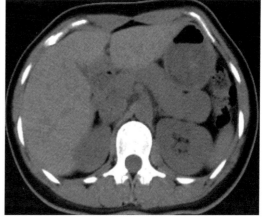

图 3-4-1　平扫　　　　　　　　图 3-4-2　平扫（下一层面）

3. MRI 检查图像

如图 3-4-3 至图 3-4-9。

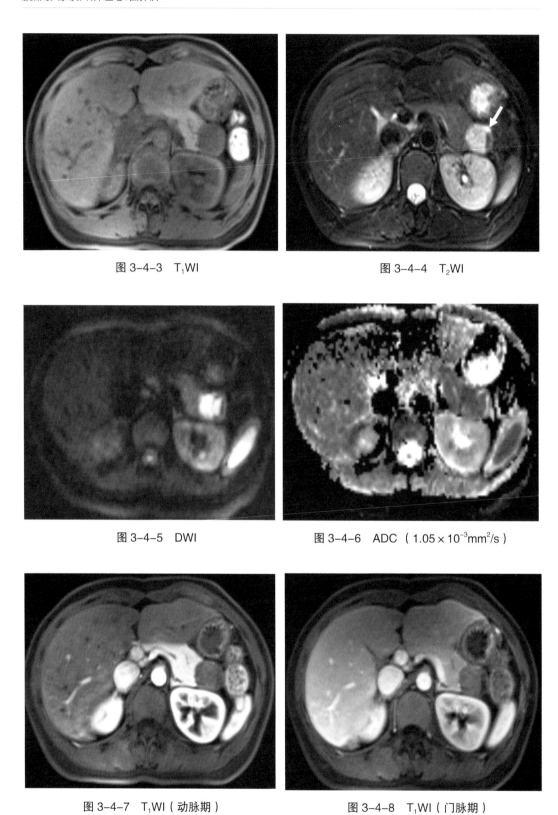

图 3-4-3 T₁WI

图 3-4-4 T₂WI

图 3-4-5 DWI

图 3-4-6 ADC（1.05×10⁻³mm²/s）

图 3-4-7 T₁WI（动脉期）

图 3-4-8 T₁WI（门脉期）

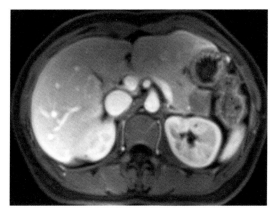

图 3-4-9 T$_1$WI（延迟期）

根据病史及影像学表现，以下问题请考虑：

1. 病灶内信号有何特点？有无出血？

2. 病变强化方式有何特点？

3. 首先考虑什么诊断？需与哪些疾病相鉴别？

（二）征象描述

CT 平扫示胰尾处见一类圆形等稍低密度结节，边界清晰，其内见点状钙化灶。

MRI 示胰尾处见一类圆形异常信号结节，边界清晰，T$_1$WI 呈混杂低信号，边缘见稍高信号（图 3-4-3），T$_2$WI 呈混杂高信号，边缘处见低信号区，并见液 – 液平面，提示瘤内出血（图 3-4-3，红箭）；DWI 呈混杂高信号（图 3-4-5），ADC 呈低信号（图 3-4-6），提示弥散受限；增强后病灶呈渐进性轻中度强化，包膜不明显，边缘出血处始终无明显强化，瘤内囊变、坏死不明显；胰周脂肪间隙清晰，胰周及腹膜后未见明显肿大淋巴结。

（三）征象解读及思路分析

1. 征象解读

（1）CT 密度特点：呈等稍低密度，其内伴点状钙化。

（2）MRI 信号特点：整体呈 T$_1$WI 低信号，T$_2$WI 高信号，病灶边缘见液 – 液平面，无强化，提示该区域出血性改变，病灶弥散受限。

（3）强化特征：病灶呈中度渐进性强化，包膜不明显。

（4）其他阴性特征：无明显囊变、坏死，T$_2$WI 未见低信号纤维分隔，周围未见明显肿大淋巴结，无肝转移，无周围组织浸润情况。

2.诊断思路分析

（1）患者为年轻女性，无阳性体征，AFP略升高，其余实验室检查结果均阴性。病灶主要呈实性，中心伴点状钙化，可见于实性假乳头状瘤、浆液性囊腺瘤、神经内分泌肿瘤、慢性肿块型胰腺炎、转移瘤等；病灶内伴出血，并出现液－液平面，多见于实性假乳头状瘤、神经内分泌肿瘤等；增强呈渐进性轻中度强化，需与胰腺癌、实性假乳头状瘤、高级别神经内分泌肿瘤等鉴别。

（2）影像学诊断：实性假乳头状瘤。

（四）鉴别诊断

1.神经内分泌肿瘤

好发于中老年，常表现为边缘清晰，动脉期明显强化的富血供实性占位；可出现囊变、钙化，但出血较为少见；高级别神经内分泌肿瘤强化可不明显，但容易出现侵袭性特征，如侵犯周围组织、肝转移等。

2.胰腺癌

多发于老年人，多为低密度乏血供占位，可出现坏死，边缘不清，无包膜，胰管常截断扩张，远端实质萎缩。

3.浆液性囊腺瘤

好发于老年女性，典型表现为蜂窝状或海绵状等稍低密度肿块，T_2WI内可见无数细小囊及低信号纤维分隔，可伴中央星状纤维瘢痕或钙化，出血少见，增强呈明显强化。

4.转移瘤

好发于老年，常有原发病史和其他部位的转移瘤，影像学表现因原发肿瘤而有所不同。

（五）病理对照

1.手术所见

肿瘤位于胰尾部，大小约4cm×3 cm，呈囊实性。

2.病理结果

（胰尾）实性－假乳头状肿瘤（瘤体：3cm×2.5cm×2.5 cm）；免疫组化：CK（－）、EMA（－）、Vim（＋）、PR（＋）、Sy（＋）、CgA（－）、CD56（＋）、AAT（＋）、CD10（＋）、β－Catenin（＋）、Ki-67（＋，2%）、CK7（－）。

（六）病例点评

胰腺实性假乳头状瘤（solid pseudopapillary tumor, SPN）是一种少见的胰腺低度恶性肿瘤，又称 Hamoudi 瘤或 Franz 瘤，占胰腺全部肿瘤 < 3%，占所有儿童胰腺肿瘤的 8% ～ 10%，可出现转移或复发（< 10%）。SPN 好发于年轻女性（超过 90%，发病年龄几乎 < 35 岁），故又俗称"女儿瘤"。大部分患者都有症状，其中以腹痛最为常见。上皮源性肿瘤 SPN 在显微镜下同时具有实性和假乳头结构，且常伴出血及囊变，因此 1996 年，WHO 在肿瘤学分类中将其命名为 SPN。SPN 可发生于胰腺任何部位，无部位倾向性，影像学上常表现为边缘清晰的不均质肿块，平均大小约 5cm，有较厚并强化的包膜，包膜在 T_2WI 上表现为病灶边缘的低信号线状影。SPN 多数表现为实性，也可出现不同程度的囊变或出血；30% ～ 65% 的病例可出现钙化，钙化多位于外周或中央，呈点状分布。CT 上强化程度不明显的"实性"成分通常提示瘤内出血，而瘤内出血是 SPN 具有高度特异性的表现，可形成液 - 液平面，MRI 对出血的显示更为敏感。SPN 常无胆管或胰管梗阻，远处转移非常少见，多见于肝脏和区域淋巴结的转移。SPN 实性成分常为轻中度强化，常无明显的血管侵犯或栓塞表现。

此病例 CT 平扫瘤内出血不明显，中央的点状钙化很容易诊断为浆液性囊腺瘤。但在 MRI 上病灶边缘的 T_2WI 低信号和液 - 液平面，提示瘤内出血，增强又呈中度强化，程度低于邻近正常胰腺实质，提示 SPN 的诊断。因此，当发生于年轻女性，病灶内伴出血和钙化，强化不明显时，应首先考虑 SPN。

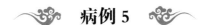

病例 5

（一）病例图像及病史介绍

1. 病史简介

患者女性，43 岁。主诉：体检发现胰腺肿瘤 2 周；查体：无特殊；实验室检查：肿瘤标志物，CA125 为 217.7U/ml（正常值：0 ～ 35U/ml），CA72-4 为 9.13U/ml（正常值：0 ～ 6.9U/ml），余血常规、肝功能均正常。

2. CT 检查图像

如图 3-5-1。

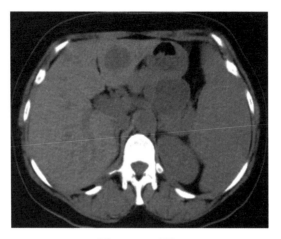

图 3-5-1　平扫

3. MRI 检查图像

如图 3-5-2 至图 3-5-9。

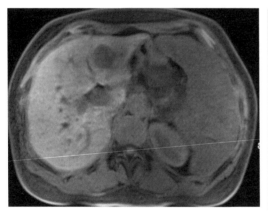

图 3-5-2　T$_1$WI

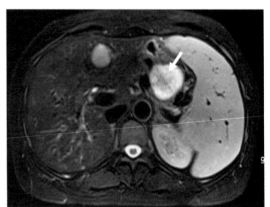

图 3-5-3　T$_2$WI

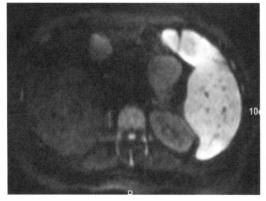

图 3-5-4　DWI

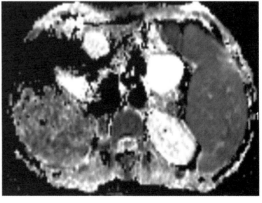

图 3-5-5　ADC（1.05×10^{-3}mm^2/s）

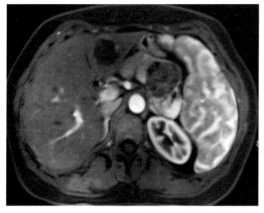

图 3-5-6　T₁WI（动脉期）

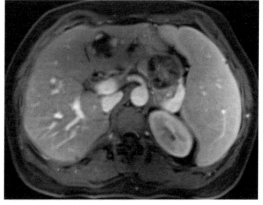

图 3-5-7　T₁WI（门脉期）

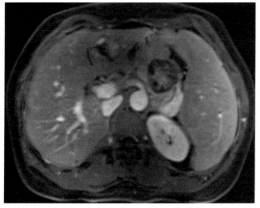

图 3-5-8　T₁WI（延迟期）

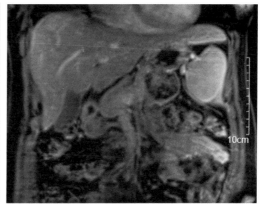

图 3-5-9　T₁WI（增强冠状位）

根据病史及影像学表现，以下问题请考虑：

1. 病变的弥散表现有何特点？

2. 病灶的强化方式有何特殊？

3. 首先考虑什么诊断？需与哪些疾病相鉴别？

（二）征象描述

CT 平扫示胰腺体尾交界处见一类圆形低密度肿块，边缘清晰，其内密度欠均，无明显出血、钙化表现。

MRI 示胰腺体尾交界处见一类圆形异常信号肿块，T₁WI 呈低信号（图 3-5-2），T₂WI 呈明显高信号，其内见斑片状低信号区（图 3-5-3，白箭），边缘清晰，DWI 无明显高信号（图 3-5-4），ADC 呈明显高信号（图 3-5-5），提示弥散无受限；增强病灶中心见放射状分布实性成分，呈渐进性明显强化（图3-5-8），瘤内囊变区无明显强化；周围组织、器官无受侵改变，无明显肿大淋巴结。

附见：肝左外叶血管瘤。

（三）征象解读及思路分析

1. 征象解读

（1）CT密度特点：呈较明显低密度，提示囊性病灶，边缘清晰。

（2）MRI信号特点：整体呈T_1WI低信号，T_2WI明显不均匀高信号，T_2WI病灶中心见放射状低信号区，提示瘤内纤维成分及分隔；病灶弥散无明显受限。

（3）强化特征：病灶呈囊实性，瘤内纤维瘢痕呈明显渐进性强化，以中心分布为主。

（4）其他阴性特征：无明显出血、钙化征象，周围未见明显肿大淋巴结，无肝转移，无周围组织浸润情况。

2. 诊断思路分析

（1）患者为中年女性，无阳性体征，肿瘤标志物CA125明显升高。病灶主要呈囊实性改变，常见于实性假乳头状瘤、浆液性囊腺瘤、神经内分泌肿瘤、胰腺癌等；但是T_2WI上瘤内可见低信号纤维分隔区，弥散又未受限，常见于浆液性囊腺瘤、黏液性囊腺瘤、导管内乳头状黏液瘤、包裹性坏死等；增强病灶内实性成分呈放射状明显强化，多见于浆液性囊腺瘤。

（2）影像学诊断：浆液性囊腺瘤。

（四）鉴别诊断

1. 实性假乳头状瘤

好发于年轻女性，肿瘤常较大，内密度不均，常伴出血、囊变、坏死及钙化，弥散常受限，增强实性成分呈轻中度强化。

2. 神经内分泌肿瘤

好发于中老年，CT常为等或稍低密度，可表现为囊实性肿块，T_2WI内无纤维分隔，弥散常受限，增强动脉期实性成分常明显强化，病灶中心常为无强化坏死或囊变区。

3. 胰腺癌

好发于老年人，多为低密度肿块，内可伴坏死，边缘不清，远端胰管常截断扩张，胰腺实质萎缩，弥散受限，增强轻度强化。

4. 黏液性囊腺瘤

好发于中年女性，95%以上位于胰腺体尾部，病灶常较大，形态柔软，可见瘤内多发细小分隔，钙化较浆液性囊腺瘤少见，且位于外周壁或分隔上，出现壁增厚或壁结节时提示恶变。

（五）病理对照

1. 手术所见

肿瘤位于胰腺体尾部，大小约3.3cm×2.9 cm，囊实性，肿瘤周围粘连，胃、脾脏、胰腺、肾包膜均有粘连。

2. 病理结果

浆液性囊腺瘤（瘤体大小4.2cm×4cm×3.5 cm）；免疫组化：CK7（＋）、CK8/18（＋）、CK19（＋）、CA199（－）、CEA（－）、CgA（－）、Sy（－）、EMA（＋）、PAX8（－）、Inhibin-α（膜＋）。

（六）病例点评

胰腺浆液性囊腺瘤（serous cystic neoplasm，SCN）起源于富含糖原的腺泡细胞，占胰腺囊性病变的10%～15%，是胰腺唯一的良性肿瘤。SCN常好发于老年女性，故又俗称"奶奶瘤"，平均年龄为68岁，但也可发生于年轻患者，实验室检查常无特殊。多数（60%）SCN为偶然发现，部分可因占位效应引起疼痛、梗阻等症状。本例发生于中年女性，肿瘤标志物升高，给诊断造成一定程度的干扰。根据形态学表现，SCN可分为微囊型、寡囊型、混合型和实性型。微囊型SCN最为典型，占全部表现的70%，其内部由无数微小囊腔组成（常＞6个，小囊从几毫米到2cm之间不等），呈蜂窝或海绵状，病灶中央可伴星状纤维瘢痕，伴或不伴斑点状钙化，增强分隔明显强化，属于富血供肿瘤。本例SCN属于微囊型表现，平扫CT上瘤内分隔未见明确显示，诊断较为困难；常因CT上无法清晰显示病灶内的微小分隔，术前被误诊为其他实性肿瘤；MRI-T_2WI序列可以清晰显示瘤内细小分隔和微小囊，从而能正确诊断；本例T_2WI上表现为中心低信号的纤维分隔，为SCN的特征性表现。SCN为良性肿瘤，弥散常不受限，增强时瘤内纤维分隔呈明显强化，更加佐证本例SCN的诊断。

本病例具有典型 SCN 的影像学特征，如果熟悉该病的表现，并不难诊断。

病例 6

（一）病例图像及病史介绍

1. 病史简介

患者女性，52 岁。主诉：体检发现胰腺囊肿 2 个月；查体：无特殊；实验室检查：血常规、肝功能、肿瘤标志物均正常。

2. MRI 检查图像

如图 3-6-1 至图 3-6-8。

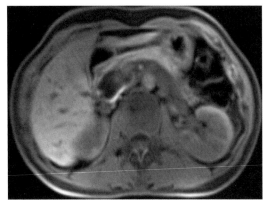

图 3-6-1　T$_1$WI

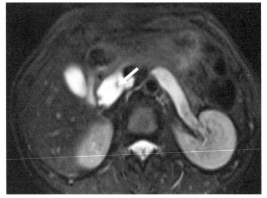

图 3-6-2　T$_2$WI

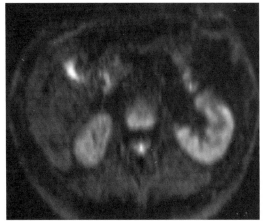

图 3-6-3　DWI

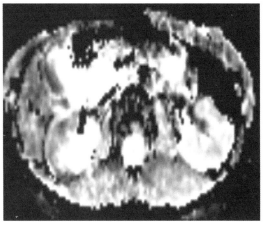

图 3-6-4　ADC（1.05×10^{-3}mm^2/s）

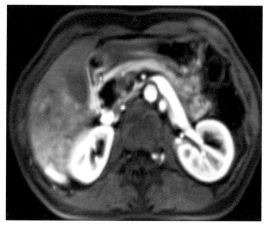

图 3-6-5　T₁WI（动脉期）

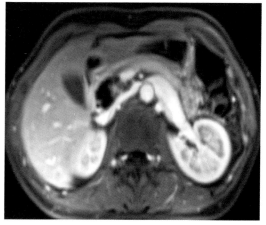

图 3-6-6　T₁WI（门脉期）

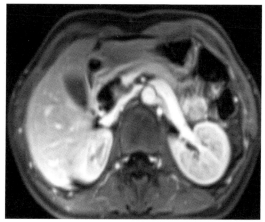

图 3-6-7　T₁WI（延迟期）

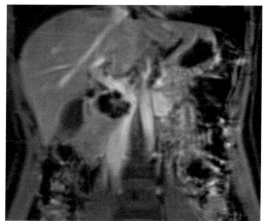

图 3-6-8　T₁WI（增强冠状位）

根据病史及影像学表现，以下问题请考虑：

1. 病变的弥散信号特点？

2. 病灶的强化方式有何特点？

3. 首先考虑什么诊断？需与哪些疾病相鉴别？

（二）征象描述

MRI 示胰头部见一类圆形异常信号灶，T₁WI 呈低信号（图 3-6-1），T₂WI 呈明显高信号，其内见点状低信号纤维分隔（图 3-6-2，白箭），边缘清晰，DWI 无明显高信号（图 3-6-3），ADC 呈明显高信号（图 3-6-4），提示弥散无受限；增强病灶中心纤维分隔呈明显渐进性强化（图 3-6-7），冠状位边缘呈分叶状（图 3-6-8），中心实性及分隔强化显示更明显，邻近血管无侵犯；病灶与主胰管无沟通，主胰管无明显扩张。

（三）征象解读及思路分析

1. 征象解读

（1）MRI 信号特点：病灶主要为囊性，整体呈明显 T_1WI 低信号，T_2WI 高信号，T_2WI 病灶中心见点状低信号区，提示瘤内纤维成分；病灶弥散无明显受限。

（2）强化特征：病灶内纤维瘢痕及分隔呈明显强化。

（3）其他阴性特征：占位症状不明显，主胰管无明显扩张，未见与胰管沟通征象，无周围组织浸润情况。

2. 诊断思路分析

（1）患者为中老年女性，无阳性体征，实验室检查及肿瘤标志物均正常。病灶位于胰头，呈囊实性，但整体为囊性，T_2WI 瘤内低信号纤维分隔区，可见于浆液性囊腺瘤、黏液性囊腺瘤、导管内乳头状黏液瘤等；病灶弥散无受限，多见于神经内分泌肿瘤完全囊变、浆液性囊腺瘤、黏液性囊腺瘤、导管内乳头状黏液瘤、包裹性坏死、上皮样囊肿等；实性成分明显强化：常见于浆液性囊腺瘤、神经内分泌肿瘤、转移瘤、少数胰腺癌、慢性肿块型胰腺炎等。

（2）影像学诊断：浆液性囊腺瘤。

（四）鉴别诊断

1. 导管内乳头状黏液瘤（intraductal papillary mucinous neoplasm，IPMN）

好发于老年人，男女比例相似，分为分支胰管型、主胰管型和混合型；本例主要需与分支型鉴别，其多表现为多房囊性灶，多位于胰头，呈"葡萄串征"、指状改变，可见病灶与主胰管相通；后两者均有主胰管的扩张，可与此例鉴别。

2. 黏液性囊腺瘤（mucinous cystic neoplasm，MCN）

好发于中年女性，95% 以上位于胰腺体尾部，病灶常较大（多＞4cm，部分超过10 cm），常为几个（＜6 个）大囊（＞2cm），边缘柔软，常无分叶，分隔少且位于大囊内，呈"囊内囊"征象，出现壁增厚或壁结节时提示恶变。

3. 包裹性坏死（salled-off necrosis, WON）

发生于急性坏死性胰腺炎 4 周后，由被囊壁包裹的坏死组织构成，增强可见囊壁强化，其内密度可不均，囊壁上可有蛋壳样钙化；值得注意的是，胰腺炎发病后 4 周出现的胰外液性积聚一旦延伸至胰腺实质内，均应诊断为坏死物包裹。

4. 神经内分泌肿瘤

低级别神经内分泌肿瘤可完全或部分囊变，但一般不呈分叶状或多房囊状，且实性成分常有弥散受限，动脉期增强即可明显强化，本例为中度强化。

（五）病理对照

1. 手术所见

胰腺质软，胰腺头部及囊性肿物，约 3cm×3cm 大小。

2. 病理结果

（胰头）病变符合浆液性囊腺瘤。

（六）病例点评

胰腺浆液性囊腺瘤（serous cystic neoplasm，SCN）是胰腺唯一的良性肿瘤，起源于富含糖原的腺泡细胞，占全部胰腺囊性病变的 10%～15%。SCN 常好发于老年女性，故又俗称"奶奶瘤"，平均年龄为 68 岁，实验室检查常无特殊，多为体检发现。根据形态学表现，SCN 可分为微囊型、寡囊型、混合型和实性型。其中，微囊型 SCN 是最为典型的 SCN，占全部表现的 70%，其内部由无数微小囊腔组成（常＞6 个，小囊在几毫米到 2cm 之间），呈蜂窝或海绵状，病灶中央可伴星状纤维瘢痕，伴或不伴斑点状钙化，增强分隔明显强化，属于富血供肿瘤。CT 上常无法清晰显示病灶内的微小分隔，故增强后形似其他实性肿瘤，常被误诊；此时 MRI-T$_2$WI 序列可以清晰显示瘤内细小分隔和微小囊，从而能正确诊断。寡囊型 SCN 常由＜6 个的大囊或单囊组成，此种类型与 MCN 和 IPMN 常难以鉴别。但寡囊型 SCN 更容易出现分叶，且不与胰管沟通。混合型 SCN 为微囊型和寡囊型的混合，此种类型也较为典型；实性型 SCN 极为罕见，常被误诊为其他富血供肿瘤，几乎不能诊断正确。

本例更符合混合型 SCN 的表现，病灶内部伴有中央纤维分隔，是 SCN 的典型表现；病灶位于胰头但无明显占位征象，主胰管无扩张，未与之沟通，可以与胰头部分支型 IPMN 相鉴别。

病例 7

（一）病例图像及病史介绍

1. 病史简介

患者女性，62 岁。主诉：上腹部不适 2 周；查体：无特殊；实验室检查：血常规、肝功能、肿瘤标志物均正常。

2. CT 检查图像

如图 3-7-1 至图 3-7-4。

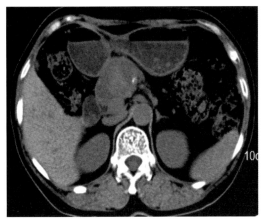

图 3-7-1　平扫

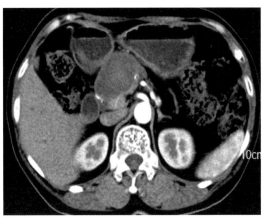

图 3-7-2　动脉期

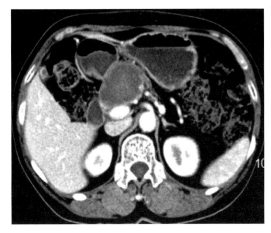

图 3-7-3　门脉期

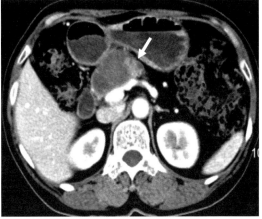

图 3-7-4　门脉期（下一层面）

根据病史及影像学表现，以下问题请考虑：

1. 病变与胰管的关系如何?

2. 病灶边缘强化的实性成分提示什么?

3. 首先考虑什么诊断? 需与哪些疾病相鉴别?

（二）征象描述

胰头区见一类圆形混杂密度团块影，其内见少许稍高密度影，边缘见点状钙化灶，边界清晰，远端胰腺实质明显萎缩，主胰管轻度扩张，局部与病灶沟通；增强示病灶内实性成分呈明显渐进性强化（图 3-7-4，白箭），平扫高密度区未见明显强化，余病灶成分无明显强化；胰周及腹膜后未见肿大淋巴结。

（三）征象解读及思路分析

1. 征象解读

（1）CT 密度特点：病灶主要为囊性，其内见斑片状高密度区，提示出血或含蛋白成分，边缘点状钙化；病灶局部与主胰管沟通。

（2）强化特征：病灶内可见明显强化的实性成分，余大部分无强化。

（3）伴随征象：远端胰腺实质明显萎缩，胰管扩张，提示病变发展过程缓慢。

（4）其他阴性特征：无周围组织浸润、无淋巴结转移。

2. 诊断思路分析

患者为老年女性，上腹不适，实验室检查及肿瘤标志物均正常。病灶位于胰头，呈囊性为主的病变，内密度混杂，提示出血或含蛋白成分，可见于导管内乳头状黏液瘤、黏液性囊腺瘤、神经内分泌肿瘤、胰腺癌囊变、包裹性坏死等；远端胰腺实质明显萎缩，常见于胰腺癌、慢性胰腺炎、导管内乳头状黏液瘤等；增强显示病灶伴壁结节或实性成分，多见于导管内乳头状黏液瘤、黏液性囊腺瘤、浆液性囊腺瘤；但病灶与主胰管沟通，多见于导管内乳头状黏液瘤。

（四）鉴别诊断

1. 黏液性囊腺瘤

好发于中年女性，95% 以上位于胰腺体尾部，病灶常较大，边缘柔软，瘤内常见纤维分隔，不与主胰管沟通，很难引起远端胰腺实质萎缩，出现壁增厚或壁结节时提示恶变。

2. 浆液性囊腺瘤

好发于老年女性，胰腺各部位发生率相似，典型者呈蜂窝样表现，其内可见纤维瘢痕和钙化，增强呈明显强化；寡囊型常呈多房囊性或单囊改变，不与胰管沟通，增强仅壁较明显强化。

3. 包裹性坏死

发生于急性坏死性胰腺炎 4 周后，由被囊壁包裹的坏死组织构成，平扫密度因包含坏死物碎片而不均，增强可见囊壁强化，囊壁上可有蛋壳样钙化。

4. 胰腺癌伴囊变坏死

好发于老年男性，肿瘤标志物常升高，病灶中心坏死为主，实性成分呈轻度强化，主胰管呈截断扩张表现，远端胰腺实质可萎缩，常有周围组织侵犯等表现。

（五）病理对照

1. 手术所见

胰腺颈部延伸至钩突有一肿块约 8cm×4cm，肿块外膜完整，与周围组织连接紧密，尚存在部分组织间隙。

2. 病理结果

胰腺导管内乳头状黏液瘤伴浸润性癌（瘤体 5.5cm×4.5cm×4cm），累及十二指肠肌层，可见神经侵犯。

（六）病例点评

胰腺导管内乳头状黏液瘤（intraductal papillary mucinous neoplasm，IPMN）起源于胰管导管上皮，呈乳头状生长，可分泌大量黏液，从而引起主胰管和 / 或分支胰管进行性扩张或囊变。IPMN 占胰腺囊性肿瘤的 21% ～ 33%，发病高峰在 60 ～ 70 岁，良性 IPMN 较恶性 IPMN 平均年轻约 5 ～ 7 岁，可能与异型增生到浸润性癌这一演变过程相关。

根据病变累及范围，IPMN 可分为主胰管型、分支胰管型和混合型。主胰管型 IPMN 主要表现为主胰管节段性或弥漫性扩张，胰管扩张直径＞ 5mm。分支胰管型 IPMN 主要特征为分支胰管囊状扩张，单发或多发，以胰头钩突部多见，部分病灶内可见分隔，囊壁偶见钙化，可见扩张的胰管与主胰管相通，主胰管伴或不伴轻度扩张，管径＜ 5 mm。此型需要与浆液性囊腺瘤相鉴别，后者不与主胰管沟通，MRCP 有助于二者的鉴别。混合型 IPMN 同时伴分支胰管和主胰管的扩张，主胰管管径＞ 5mm。

　　IPMN 具有一定程度的恶变风险。根据上皮异型增生的程度可分为导管内乳头状黏液肿瘤伴低级别异型增生、导管内乳头状黏液肿瘤伴高级别异型增生和导管内乳头状黏液肿瘤相关浸润癌。2017 年 IPMN 诊治共识指南根据胰管管腔直径、囊腔大小、管壁结节大小对其进行分级评估。目前认为胰头病变伴梗阻性黄疸，管壁结节直径＞ 5mm，主胰管直径＞ 10mm 时为 IPMN 恶变的"高危特征"，需手术治疗。而 IPMN 恶变的"可疑特征"如下：囊肿直径＞ 3cm，管壁结节直径＜ 5mm，囊壁增厚强化，主胰管直径在 5 ～ 9mm 之间，主胰管直径突然改变伴远端胰腺实质萎缩，淋巴结肿大，血清 CA199 升高，囊肿每 2 年增大超过 5mm，此时需要超声内镜进一步检查，以明确病变性质和血供情况。对于囊肿直径＜ 3cm 的低风险患者，可以选择随诊。

　　病灶与主胰管沟通使得本例 IPMN 的诊断并不困难，但是需要注意有无壁结节或实性成分。本例 IPMN 增强可以看到明显强化的实性成分（＞ 5 mm），且病灶较大，远端胰腺实质萎缩，同时伴有高危及可疑特征，强烈提示其恶变，需尽早行手术治疗。

参考文献

[1]　Brito-Zerón P, Ramos-Casals M, Bosch X, et al. The clinical spectrum of IgG4-related disease [J]. Autoimmun Rev, 2014, 13（12）:1203-10.

[2]　Fritz S, Bergmann F, Grenacher L, et al. Diagnosis and treatment of autoimmune pancreatitis types 1 and 2 [J]. Br J Surg, 2014, 101:1257-65.

[3]　Okazaki K, Kawa S, Kamisawa T, et al. Amendment of the Japanese Consensus Guidelines for Autoimmune Pancreatitis, 2013 I. Concept and diagnosis of autoimmune pancreatitis [J]. J Gastroenterol, 2014, 49（4）:567-88.

[4]　Ha J, Choi SH, Byun JH, et al. Meta-analysis of CT and MRI for differentiation of autoimmune pancreatitis from pancreatic adenocarcinoma [J]. Eur Radiol, 2021, 31（5）:3427-38.

[5]　Schima W, Böhm G, Rösch CS, et al. Mass-forming pancreatitis versus pancreatic ductal adenocarcinoma: CT and MR imaging for differentiation [J]. Cancer Imaging : the Official Publication of the International Cancer Imaging Society, 2020, 20（1）: 52.

[6]　Wolske KM, Ponnatapura J, Kolokythas O, et al. Chronic pancreatitis or pancreatic tumor? A problem-solving approach [J]. Radiographics, 2019, 39（7）: 1965-82.

[7]　Lu N, Feng XY, Hao SJ, et al. 64-slice CT perfusion imaging of pancreatic adenocarcinoma and mass-forming chronic pancreatitis [J]. Acad Radiol, 2011, 18（1）: 81-8.

[8]　Aslan S, Nural M S, Camlidag I, et al. Efficacy of perfusion CT in differentiating of pancreatic

ductal adenocarcinoma from mass-forming chronic pancreatitis and characterization of isoattenuating pancreatic lesions [J]. Abdom Radiol, 2019, 44（2）: 593-603.

[9] Al-Hawary MM, Francis IR, Chari ST, et al. Pancreatic ductal adenocarcinoma radiology reporting template: Consensus Statement of the Society of Abdominal Radiology and the American Pancreatic Association [J]. Gastroenterology, 2014, 146（1）: 291-304 e1.

[10] Fogel EL, Shahda S, Sandrasegaran K, et al. A Multidisciplinary Approach to Pancreas Cancer in 2016: A review [J]. Am J Gastroenterol, 2017, 112（4）:537-554.

[11] Toshima F, Inoue D, Yoshida K, et al. Adenosquamous carcinoma of pancreas: CT and MR imaging features in eight patients, with pathologic correlations and comparison with adenocarcinoma of pancreas [J]. Abdom Radiol, 2016, 41（3）: 508-520.

[12] Smoot RL, Zhang L, Sebo TJ, et al. Adenosquamous carcinoma of the pancreas: a single-institution experience comparing resection and palliative care [J]. J Am Coll Surg, 2008, 207（3）: 368-470.

[13] Stark A, Donahue TR, Reber HA, et al. Pancreatic cyst disease: A review [J]. JAMA, 2016, 315（17）:1882-1893.

[14] Baek JH, Lee JM, Kim SH, et al. Small （<or=3 cm） solid pseudopapillary tumors of the pancreas at multiphasic multidetector CT [J]. Radiology, 2010, 257（1）:97-106.

[15] De Robertis R, Marchegiani G, Catania M, et al. Solid pseudopapillary neoplasms of the pancreas: clinicopathologic and radiologic features according to size [J]. AJR Am J Roentgenol, 2019, 213:1-8.

[16] Kimura W, Moriya T, Hirai I, et al. Multicenter study of serous cystic neoplasm of the Japan Pancreas Society [J]. Pancreas, 2012, 41（3）: 380-387.

[17] Jais B, Rebours V, Malleo G, et al. Serous cystic neoplasm of the pancreas: a multinational study of 2622 patients under the auspices of the International Association of Pancreatology and European Pancreatic Club （European Study Group on Cystic Tumors of the Pancreas）[J]. Gut, 2016, 65（2）: 305-312.

[18] Chu L C, Singhi A D, Haroun R R, et al. The many faces of pancreatic serous cystadenoma: radiologic and pathologic correlation [J]. Diagn Intervent Imag, 2017, 98（3）: 191-202.

[19] Chen H Y, Zhao J, Lu Y F, et al. The "extracapsular cystic" sign in pancreatic serous cystic neoplasms: a clinicopathologic study of 177 patients with cystic pancreatic lesions [J]. Eur J Radiol, 2018, 106: 167-172.

[20] Lee JE, Choi SY, Min JH, et al. Determining malignant potential of intraductal papillary mucinous neoplasm of the pancreas: CT versus MRI by using revised 2017 International Consensus Guidelines [J]. Radiology, 2019, 293（1）:134-143.

[21] European Study Group on Cystic Tumours of the Pancreas. European evidence-based guidelines on pancreatic cystic neoplasms [J]. Gut, 2018, 67（5）: 789-804.

[22] Tanaka M, Fernandez-Del Castillo C, Kamisawa T, et al. Revisions of International Consensus Fukuoka Guidelines for the Management of IPMN of the Pancreas [J]. Pancreatology : Official Journal of the International Association of Pancreatology, 2017, 17（5）: 738-753.

[23] Nagtegaal ID, Odze RD, Klimstra D, et al. The 2019 WHO Classification of Tumours of the Digestive System [J]. Histopathology, 2019, 76（2）:182-188.

第四章 胃部病变

第一节 胃壁占位

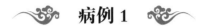
病例1

（一）病史介绍及影像资料

1. 病史简介

患者女性，58岁。2周前因咳嗽行胸部CT检查提示"胃小弯侧团块影，肝胃间隙淋巴结增大"。胃镜检查提示"胃体后壁约3cm黏膜下隆起，中央可见深溃疡"，活检病理未出。近来体重减轻约3kg。无反酸、呕血、黑便。肿瘤指标正常。

2. CT检查图像

如图4-1-1-1至图4-1-1-4。

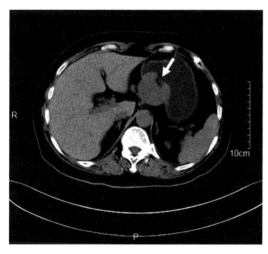

图4-1-1-1 CT平扫

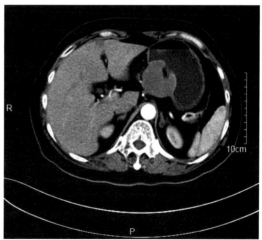

图4-1-1-2 CT动脉期

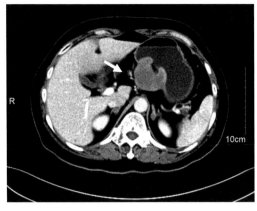 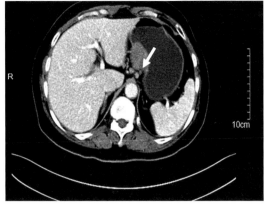

图 4-1-1-3　CT 门脉期　　　　　　　图 4-1-1-4　CT 门脉期（不同层面）

根据病史及影像学表现，以下问题请考虑：

1. 病灶起源于胃黏膜还是黏膜下？

2. 病灶形态、密度和强化有何特点？

3. 胃小弯侧淋巴结有何提示意义？

（二）征象描述

胃体小弯侧可见类圆形软组织密度肿块，大小约 5.3cm × 4.9cm，边界清楚，平扫密度均匀（图 4-1-1-1），黏膜面可见溃疡形成（图 4-1-1-1 白箭），增强后可见动脉期中度均匀强化（图 4-1-1-2），门静脉期病灶持续强化（图 4-1-1-3）。浆膜面清晰。胃周可见明显强化多发小淋巴结（图 4-1-1-4 白箭）。

（三）征象解读及思路分析

1. 征象解读

（1）CT 图像特点：病灶平扫密度均匀，无明显囊变、坏死、钙化等；中等度强化，门静脉期无明显强化退出。

（2）病变呈类圆形，向胃腔内外生长，边界清晰，可见胃黏膜掀起改变，中央胃腔侧可见溃疡形成，浆膜面清晰。

（3）胃周可见多发小淋巴结，强化明显。

（4）其他阴性征象：腹膜无增厚，未见腹水，后腹膜未见肿大淋巴结，无肝脏转移表现。

2. 诊断思路分析

（1）患者为中老年女性，偶然发现胃壁病变，实验室检查结果阴性，胃镜提示黏膜下病变，黏膜可见溃疡形成。病变表现为胃壁单发的局限性肿块样病变，平扫及增强密度均匀。增强显示黏膜大体形态完整，呈掀起样改变，因此需考虑病变起源于黏膜下或胃壁肌层。间质瘤是最常见的胃黏膜下病变，但体积较大的间质瘤常见囊变坏死，且间质瘤淋巴结转移少见。其他间叶源性肿瘤，如神经内分泌肿瘤（异位胰腺）通常可见明显强化，淋巴瘤常表现为胃壁的弥漫性增厚，局限肿块样表现少见。胃神经源性肿瘤常可见胃周炎性增大的淋巴结，本病需要考虑。

（2）影像学诊断：胃神经源性肿瘤。

（四）鉴别诊断

1. 胃间质瘤

以胃体部大弯侧最多见，其次是胃窦部；向腔内、腔外或同时向腔内外突出生长，以腔外生长多见；恶性者直径多 > 5cm，形态欠规则，可呈分叶状，密度不均匀，肿瘤常见坏死、囊变或陈旧性出血所致低密度灶；增强呈中等或明显强化。囊实性者周边实性成分强化明显，肿瘤表面可见强化明显、相对完整的黏膜面，可见索条状细小血管；强化峰值很少达到 100HU 以上。

2. 胃平滑肌瘤

多为单发，呈圆形、类圆形表现；起源于肌壁间，向腔内、腔外或同时双向突出形成软组织肿块，腔内型多见；体积一般不大，密度常呈等密度；增强缓慢均匀强化。

（五）病理对照

1. 手术所见

肿瘤位于高位胃体小弯侧近贲门处，约 5～6cm，基底宽广，手术切除。

2. 病理结果

（胃体近贲门部）神经鞘瘤（瘤体 7.5cm×6.5cm×4cm）。免疫组化单克隆抗体及癌基因检测：EMA（－）、CD117\c-kit（－）、DOG1（－）、CD34（－）、S-100（＋）、SMA（－）、Des（－）、h-caldesmon（－）、Ki-67（+,约 1%）、Hepa\Hepatocyte（＋）、AFP（－）、CD10（部分＋）、CD34（血管＋）、GPC3\Glypican-3（－）。

（六）病例点评

胃神经鞘瘤（gastric Schwannoma, GS）是最常见的胃神经来源肿瘤。胃神经鞘瘤起源于胃壁肌间 Auerbach 神经丛神经鞘 Schwann 细胞，生长缓慢。胃肠道神经鞘瘤少见，绝大多数为良性。好发于 40～60 岁女性，临床表现缺乏特异性，一般无明显的临床症状，随着病灶的增大，患者会出现腹痛及消化道不适等症状，病程常较长，部分患者在体检时偶然发现。

胃神经鞘瘤以胃体、底部多见，以腔外生长为主（腔内外混合性生长少见，单纯腔内生长者罕见），呈圆形、椭圆形或分叶状，边界清楚；肿瘤呈软组织肿块、密度较低，CT 平扫密度低于肌肉密度，动脉期强化不明显，延迟期强化（有渐进性强化的表现），但强化峰值较低；出血、囊变、坏死、钙化较少见，多为良性，恶性少见。胃神经鞘瘤在 CT 上主要表现为卵圆形或圆形的肿块，增强后出现轻度均匀强化。肿瘤内部出血、钙化及坏死囊变较少，与中低危险度的胃间质瘤较难区别，但是和高危险度的胃间质瘤影像学表现差异较大。

胃神经鞘瘤属于胃肠道少见的间叶源性肿瘤；如果病变较大且密度、强化均匀，胃周可见肿大淋巴结，需要考虑该疾病的可能。单纯从影像学诊断困难；必要时可以穿刺活检。

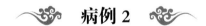

病例 2

（一）病史介绍及影像资料

1. 病史简介

患者男性，78 岁。4 个月前出现反复上腹部饱胀感，1 个月前出现进食后呕吐，为胃内容物，无明显呕血、黑便。胃镜检查提示"胃窦小弯侧为主不规则溃疡，胃窦腔缩窄变形，向上累及胃角"，活检病理未出。肿瘤指标检查：CA125：72.7U/ml（参考值 0～35U/ml）。

2. CT 检查图像

如图 4-1-2-1 至图 4-1-2-4。

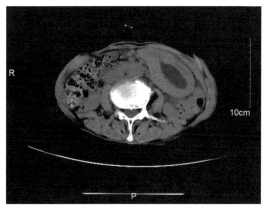

图 4-1-2-1　CT 平扫

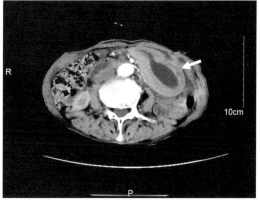

图 4-1-2-2　CT 动脉期

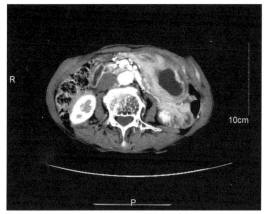

图 4-1-2-3　CT 门脉期

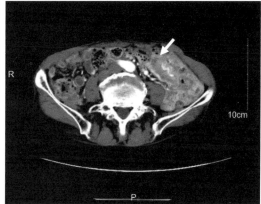

图 4-1-2-4　CT 门脉期（不同层面）

根据病史及影像学表现，以下问题请考虑：

1. 病灶起源于黏膜还是黏膜下？

2. 病灶形态、密度和强化有何特点？

3. 胃周软组织内血管表现是什么征象？

（二）征象描述

胃壁广泛均匀增厚（图 4-1-2-1），增强后动脉期明显均匀强化（图 4-1-2-2），门静脉期持续强化（图 4-1-2-3）；明显强化的黏膜下可见相对完整的低密度环（图 4-1-2-2 白箭），周围脂肪间隙清晰，胃周可见软组织肿块，包绕血管，但血管走行、形态相对正常（图 4-1-2-4 白箭）。

（三）征象解读及思路分析

1. 征象解读

（1）CT 图像特点：病灶表现为胃壁均匀增厚，平扫密度均匀，无明显囊变、坏死、钙化等；动脉期明显强化，门静脉期无强化减退。

（2）病变呈浸润性生长，范围广泛，累及胃体、胃窦。

（3）胃周淋巴结肿块，融合改变，内可见"血管漂浮征"。

（4）其他阴性征象：腹膜无增厚，未见腹水，后腹膜未见肿大淋巴结，无远处转移表现。

2. 诊断思路分析

（1）患者为老年男性，CT 表现为胃壁广泛增厚性病变，平扫密度均匀，增强后可见明显强化。胃壁广泛增厚性病变，主要需考虑皮革胃和恶性淋巴瘤。皮革胃通常表现为胃壁广泛增厚，黏膜面表现为宽大带状强化，胃周多发淋巴结肿大和腹膜、远处转移；增厚的胃壁表现为形态僵硬和胃腔扩张受限。本例病变虽然表现为广泛胃壁增厚，但是病变表现为均匀增厚，增强后尚可见局部完整的胃壁分层结构；胃周虽然有多发肿大淋巴结，但可见"血管漂浮征"，因此需要考虑胃原发淋巴瘤（primary gastric lymphoma，PGL）的可能。

（2）影像学诊断：胃原发淋巴瘤。

（四）鉴别诊断

1. 胃间质瘤

属于间叶源性肿瘤，独立起源于胃壁、具有非定向分化特征，以胃体、胃底多见，多为单发局限性病变。胃间质瘤的典型影像学表现是边界清楚的圆形或分叶状肿块，与胃壁关系密切，相邻的胃肠壁无明显增厚、与邻近胃壁界限清，极少发生胃周淋巴结转移，且病变处胃浆膜层清晰；增强扫描多呈不均匀明显强化。

2. 胃癌

胃癌动脉期黏膜面可见明显强化，表现为宽大带状强化，厚度超过正常的胃黏膜，称为黏膜"白线征"，静脉期有大量的对比剂滞留，肿瘤强化程度更加明显，"白线征"随着增宽。

（五）病理对照

病理结果：（胃窦后壁）黏膜病变符合结外黏膜相关淋巴组织边缘区 B 细胞淋巴瘤。

（六）病例点评

PGL 起源于胃黏膜固有层及黏膜下淋巴组织，沿胃长轴生长，具有一定的特征性。大多数低分化的 B 细胞胃肠道淋巴瘤来自黏膜相关淋巴组织（mucosa-associated lymphoid tissue，MALT）。主要表现为位于胃体、底及窦部范围广泛的胃壁增厚。增厚类型可分为弥漫增厚型、节段增厚型和局限增厚型。病变密度或信号与其他部位淋巴瘤表现相似，坏死较少。CT 平扫密度与肌肉相当，表现为胃壁局限性或弥漫性增厚。高级别和进展期淋巴瘤常有胃周、网膜、腹膜后淋巴结肿大。CT 检查发现胃壁明显增厚＞ 4cm、淋巴结显著肿大达肾门水平以下，提示淋巴瘤可能。

胃淋巴瘤大多表现为胃壁的广泛增厚，伴有轻度弥漫均匀强化。当发现胃壁增厚明显，但仍然强化均匀，胃壁柔软、胃腔无梗阻；或表现多部位增厚、强化程度中等、黏膜"掀起征"、浆膜周围脂肪间隙清晰，高度提示 PGL 可能。少部分淋巴瘤表现为外生性肿块，大部分以轻度强化为主，部分病变也可见较明显的强化，则鉴别诊断困难。

本病例具有典型的胃肠道淋巴瘤特征，如胃壁广泛均匀增厚，强化均匀，增强后仍可见相对完整的低强化黏膜下层，胃周淋巴结肿大伴有血管漂浮征等。若胃壁局限性病变伴有多发肿大淋巴结，需考虑胃癌、淋巴瘤、神经鞘瘤等病变，胃间质瘤不应首先考虑。

第二节　胃内生性占位

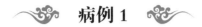
病例 1

（一）病史介绍及影像资料

1. 病史简介

患者女性，52 岁。10 多天前无明显诱因下出现柏油样黑便，量不多，伴有间歇性上腹部胀痛，程度轻，无明显返酸嗳气。胃镜检查提示"胃底后壁巨大肿块，突入胃腔，带蒂，约 5cm×4cm，表面溃疡，考虑间质瘤"，活检病理未出。近来体重减轻约 4kg。血红蛋白 73g/L（参考值 115～150g/L），肿瘤指标检查正常。

2. CT 检查图像

如图 4-2-1-1 至图 4-2-1-3。

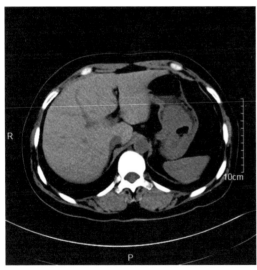
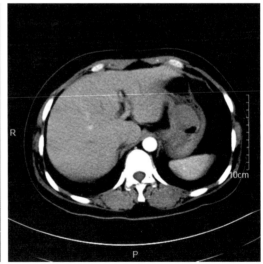

图 4-2-1-1　CT 平扫　　　　　　　　　图 4-2-1-2　CT 动脉期

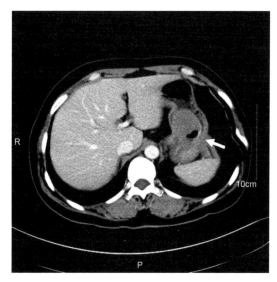

图 4-2-1-3　CT 门脉期

根据病史及影像学表现，以下问题请考虑：

1. 病灶起源于黏膜还是黏膜下？

2. 病灶形态、密度和强化有何特点？

3. 病灶内出现气体密度代表什么？

（二）征象描述

胃腔近贲门、胃体小弯侧腔内生长软组织密度肿块影（图 4-2-1-1），病变与胃壁关系密切，大小约 5.7cm×3.8cm，胃黏膜可见掀起改变，局部黏膜强化中断，可见少量气体密度影（图 4-2-1-3 白箭）；增强后动脉期可见中度均匀强化（图 4-2-1-2），门静脉期持续强化（图 4-2-1-3）。

（三）征象解读及思路分析

1. 征象解读

（1）CT 图像特点：病灶表现为带蒂生长的软组织肿块，平扫密度均匀，无明显囊变、坏死、钙化等；动脉期中度均匀强化，门静脉期无强化减退。

（2）病变近贲门，向腔内生长。

（3）病变表面可见深溃疡。

（4）其他阴性征象：腹膜无增厚，未见腹水，后腹膜未见肿大淋巴结，无远处转移表现。

2. 诊断思路分析

（1）患者为中老年女性，临床有上消化道出血表现；胃镜提示胃腔内带蒂生长肿块，表面可见溃疡；影像学表现为胃壁腔内生长软组织肿块，黏膜掀起，局部可见深溃疡形成。结合临床及影像学表现，病变考虑胃黏膜下起源肿瘤。胃肠道间质瘤（gastrointestinal stromal tumors，GIST）是消化道最常见的间叶源性肿瘤，该病例肿块中等度强化，表面可见深溃疡形成，胃周未见明显肿大淋巴结，间质瘤首先考虑。

（2）影像学诊断：胃肠道间质瘤。

（四）鉴别诊断

1. 胃癌

肿瘤累犯范围广泛，增强后强化明显，坏死常见，胃周可见多发淋巴结转移。

2. 淋巴瘤

胃壁增厚明显（弥漫、节段、局部），常伴有腹腔内大块状或结节状淋巴结肿大。

3. 胃平滑肌瘤

直径＞1cm 的胃平滑肌瘤好发于贲门，溃疡少见。

（五）病理对照

1. 手术所见

胃底腔内触及 5cm 肿块，浆膜面光滑，胃周、腹主动脉旁淋巴结无肿大，行腹腔镜下胃局部肿瘤切除。

2. 病理结果

（胃底）梭形细胞肿瘤伴部分区退变坏死（瘤体 6cm×5cm×4cm，结合免疫组化，符合胃肠间质瘤，核分裂象计数：2 个 /50HPF，危险度分级：中等）。免疫组化：SMA（－）、Des（－）、CD34（＋）、DOG1（＋）、CD117（＋）、Ki-67（5%）。

（六）病例点评

GIST 生长方式包括腔外型、腔内型、内生型及混合型。较大肿瘤内可伴坏死、液化，强化方式以明显不均匀强化居多。GIST 腔内型主要向腔内生长和形成肿块，表面常有溃疡形成，易出血。患者多以上腹部不适、消化道出血或腹痛就诊，部分患者有呕血、腹腔出血、发热或腹部触及包块。半数病变可见黏膜溃疡，较大者可见出血、坏死，大量出血或坏死后可形成较大的腔或空洞，可与胃腔相通，其中可含液体、气体甚至出现气液平面。

肿瘤较小时 CT 平扫可见圆形或类圆形肿块，密度均匀，边界清晰，增强扫描时动脉期显著均匀强化，实质期呈持续强化；肿瘤较大时 CT 扫描可见分叶状及不规则形肿块、膨胀性或浸润性生长，轮廓不规则，密度不均，见低密度坏死、囊变及散在斑块状钙化，增强实性部分呈明显、持续强化，坏死灶强化不明显。

本例病变临床有上消化道出血表现，胃镜及 CT 检查均提示病变起源于胃黏膜下，腔内生长，伴有深溃疡形成，符合间质瘤的表现。难点在于与其他胃间叶源性肿瘤的鉴别诊断，仔细观察病变的密度和强化特点有助于两者的鉴别。

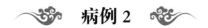

病例 2

（一）病史介绍及影像资料

1. 病史简介

患者女性，59 岁。1 个月前无明显诱因下出现黑便，呈间歇性，稍有上腹部胀痛不适，无明显其余不适。后患者反复出现黑便，1 周前劳动后出现晕厥，呕暗血性液一次。胃镜提示"胃体中部大弯侧可见一暗红色菜花样肿块，大小约 4cm×3cm，表面凹凸不平"。1 周来体重减轻 2.5kg。血红蛋白 56g/L（参考值 115 ～ 150g/L），肿瘤指标检查正常。

2. CT 检查图像

如图 4-2-2-1 至图 4-2-2-3。

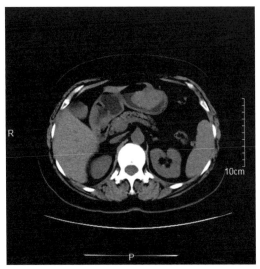

图 4-2-2-1　CT 平扫

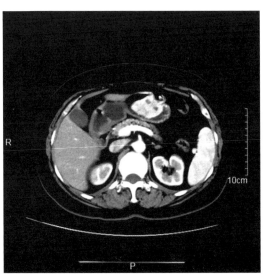

图 4-2-2-2　CT 动脉期

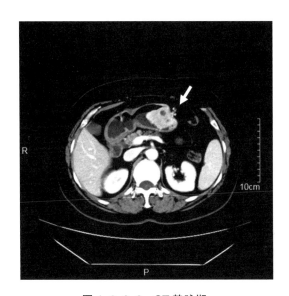

图 4-2-2-3　CT 静脉期

根据病史及影像学表现，以下问题请考虑：

1. 病灶起源于黏膜还是黏膜下？

2. 病灶形态、密度和强化有何特点？

3. 胃的富血供肿瘤有哪些？

（二）征象描述

胃壁大弯侧腔内生长的稍高密度软组织肿块（图 4-2-2-1），实性部分 CT 平均值约38HU，大小约5.0cm×3.7cm，边界清楚，内可见小圆形低密度影；增强后动脉期可见病变整体明显均匀强化，CT平均值达到112HU(图4-2-2-2)，门静脉期未见强化减退，CT平均值达到107HU（图4-2-2-3）。邻近胃壁稍凹陷，浆膜面稍模糊（图4-2-2-3白箭），胃周未见明显肿大淋巴结。

（三）征象解读及思路分析

1. 征象解读

（1）CT图像特点：病灶表现为与胃壁宽基底相连的软组织肿块，平扫密度较胃壁稍高，可见小囊状无强化区，未见钙化；增强后可见明显均匀强化，接近血管密度。

（2）病变位于胃大弯侧，向腔内生长。

（3）病变形态不规则，轻度分叶改变，浆膜面凹陷，稍毛糙。

（4）其他阴性征象：腹膜无增厚，未见腹水，后腹膜未见肿大淋巴结，无远处转移表现。

2. 诊断思路分析

（1）患者为中年女性，临床有上消化道出血表现，胃镜提示胃腔肿块，表面可见溃疡。病变最主要影像特点是强化非常明显，接近血管密度。胃壁富血供病变需考虑以下病变：间质瘤、平滑肌瘤、神经鞘瘤、胃癌、神经内分泌肿瘤、血管球瘤，且强化程度逐渐升高。胃腔内生长型肿块，表现为富血供肿瘤，首先需要排除胃间质瘤和隆起型胃癌，但这两者的强化幅度通常低于胃神经内分泌肿瘤。该病例强化非常明显，CT值＞100HU，提示神经内分泌肿瘤。

（2）影像学诊断：胃神经内分泌肿瘤。

（四）鉴别诊断

1. 胃间质瘤

呈肿块样表现，向腔内、腔外或同时向腔内外突出生长，可有坏死、囊变；增强呈中等或明显强化。

2. 胃平滑肌瘤

好发于贲门，直径常较小，多密度均匀，增强后轻度强化。

3. 神经鞘瘤

临床少见，多位于胃体胃底，增强扫描轻中度均匀强化，胃周及腹膜后可见反应性肿大的淋巴结。

4. 胃癌

隆起型胃癌表现为腔内生长的肿块，通常密度不均匀，中等度强化。

5. 异位胰腺

异位胰腺（ectopic pancreas，EP）是一种先天变异，是孤立于正常胰腺组织外的胰腺组织，好发于胃、十二指肠等处。EP 和 GST 的临床和影像学的表现相似，常被误诊。EP 周围可出现渗出性改变或线状脂肪密度，有利于 EP 和 GST 相鉴别。

（五）病理对照

1. 手术所见

病灶位于胃体中部，侵及浆膜层，约 5cm×4cm，质硬。决定行全胃切除术。

2. 病理结果

胃体后壁结节隆起型神经内分泌肿瘤（G2，中级别），浸润至深肌层，可见脉管瘤栓。免疫组化：Her2（0）、E-cad（+）、Ki-67（+，5%）、hMLH1（+）、hMSH2（+）、hMSH6（+）、PMS2（+）、Sy（+）、CgA（+）、CD56（+）。

（六）病例点评

胃神经内分泌肿瘤是起源于胃黏膜或黏膜下肽能神经元或内分泌细胞的弥散神经内分泌肿瘤。原发于胃的神经内分泌肿瘤临床少见，约占所有胃肠道神经内分泌肿瘤的 8.7%，在胃肿瘤中的比率低于 1%。其生物学行为多样，包括从惰性的缓慢生长、低度恶性至高度转移性的广泛谱系，治疗及预后相差悬殊。不同临床分型及病理分级胃神经内分泌肿瘤临床及 CT 表现不一，生物学行为不同，预后存在较大差异。

2010 年 WHO 第 4 版消化系统肿瘤病理分类中将胃神经内分泌肿瘤分为三型：神经内分泌瘤（gastric neuroendocrine tumor, GNET）：NET_1 级即 G1，NET_2 级即 G2；神经内分泌癌（neuroendocrine carcinoma, NEC）：即 G3，可分为大细胞 NEC 及小细胞 NEC；混合性腺神经内分泌癌（mixed adenoendoerine carcinoma, MANEC）。

影像学表现与其临床及病理分型有很大的关系。Ⅰ型：好发于胃底、胃体部，通常为黏膜或黏膜下多发的小结节，CT 表现为轻中度强化的息肉状结节，肿瘤直径一般 < 1cm，分化好不伴转移，CT 检查易漏诊。Ⅱ型：多表现为胃窦部边缘光滑的 1～2cm 肿块，CT 可见胃壁增厚、黏膜或壁内结节，增强呈中度强化。Ⅲ型：与一般腺癌 CT 表现相似，表现为菜花状、溃疡性肿物或管壁的浸润性增厚，病变强化方式不一，以中度延迟强化方式最多见。当肿瘤 CT 表现为动脉期黏膜面明显强化，CT 值达 100HU 以上，转移淋巴结及肝内转移灶亦在动脉期明显强化时，高度提示胃神经内分泌肿瘤。

　　本例病变强化非常明显，CT 值超过 100HU，容易考虑到神经内分泌肿瘤的可能。但根据病理分型不同，其也可以表现为中低强化，这时与其他间叶组织来源肿瘤的鉴别困难。部分有功能的神经内分泌肿瘤可以表现相应的临床症状，如胃泌素瘤表现的卓-艾综合征，有助于诊断。

第三节　胃外生性占位

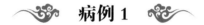 病例 1

（一）病史介绍及影像资料

1. 病史简介

患者男性，65 岁。3 个月前进食后出现呃逆，呈间歇性；2 个月前症状加重伴上腹饱胀不适；1 个月前出现黑便一次，量中等，无呕血。胃镜提示"胃体上部小弯侧见一溃疡，表面附污苔，周围围堤样隆起，贲门狭窄"。肿瘤指标检查：CA125：40.2U/ml（参考值 0～35U/ml），血清铁蛋白：307.96ng/ml（21.81～274.66ng/ml）。

2. CT 检查图像

如图 4-3-1-1 至图 4-3-1-3。

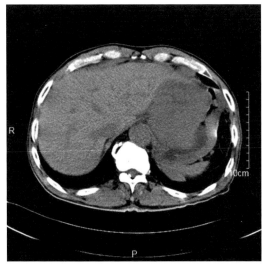

图 4-3-1-1　CT 平扫　　　　　　　　　　图 4-3-1-2　CT 动脉期

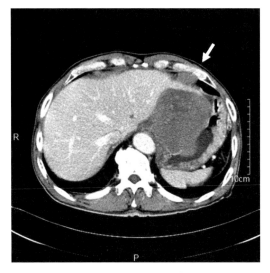

图 4-3-1-3　CT 静脉期

根据病史及影像学表现，以下问题请考虑：

1. 病灶起源于哪个器官？

2. 病灶的形态、密度和强化有何特点？

3. 心膈角淋巴结有何提示意义？

（二）征象描述

肝胃间隙内可见巨大软组织肿块（图 4-3-1-1），大小约 10.5cm×9.7cm，病变与胃体小弯侧关系密切，左肝受压改变；病变平扫密度不均匀，增强后动脉期可见轻度不均匀强化（图 4-3-1-2），病变内部散在小斑片稍低强化影，门静脉期病灶持续强化（图 4-3-1-3），胃壁局部可见黏膜线状强化中断。心膈角多发肿大淋巴结（图 4-3-1-3白箭）。

（三）征象解读及思路分析

1. 征象解读

（1）CT 图像特点：病灶表现为与胃壁宽基底相连的软组织肿块，平扫密度不均匀，未见钙化；增强后病变整体不均匀持续强化，内部可见稍低强化区及不规则肿瘤血管影。

（2）病变腔外生长，与胃贲门及胃体小弯侧关系密切。

（3）心膈角多发淋巴结肿大，不均匀强化。

（4）其他阴性征象：腹膜无增厚，未见腹水，后腹膜未见肿大淋巴结，无远处脏器转移表现。

2. 诊断思路分析

（1）患者为老年女性，临床有上消化道出血表现，胃镜提示胃黏膜溃疡。病变表现为局限性肿块样病变，整体位于胃壁轮廓外，局部与胃壁关系密切，内侧可见明显强化的胃黏膜，提示病变来源于胃壁黏膜下。病变边缘不清晰，强化不均匀，可见远处淋巴结肿大，需要考虑恶性肿瘤。整体考虑来源于胃的间叶源性恶性肿瘤伴远处淋巴结转移。因为存在淋巴结转移，所以胃壁最常见的间质瘤不首先考虑；神经源性肿瘤和平滑肌瘤多为良性病变，暂不考虑。淋巴瘤表现为局限肿块型的少见，故而胃肠胰腺神经内分泌肿瘤（GNET）需要考虑。

（2）影像学诊断：胃神经内分泌肿瘤。

（四）鉴别诊断

1. 胃癌

胃壁增厚、僵硬，部分可见溃疡，增强动脉期强化程度明显低于 G3 级 GNET。

2. 胃间质瘤

呈向腔内、腔外或腔内外生长的软组织密度，肿瘤呈圆形或类圆形，增强后见中等或明显强化，强化幅度较 GNET 低，恶性者强化不均匀，边界不清晰。

3. 淋巴瘤

肿瘤呈广泛性或节段性胃壁增厚，具有柔软性，增强后呈均匀中度强化。

（五）病理对照

病理结果：（胃体）形态结合酶标符合低分化神经内分泌癌。

（六）病例点评

胃神经内分泌肿瘤主要表现为腹痛。以胃底及胃体部多见。CT 检查结果示肿瘤呈膨胀性或浸润性生长，类圆形或不规则形低密度肿块，肿瘤易囊变，增强呈轻、中度不均匀强化。

GNET 主要需与腺癌鉴别。腺癌多呈菜花状肿块，肿瘤常较大，表面不光整，GNET 形态较腺癌规则，多为小至中等大小；腺癌生长速度较快，多同时向胃肠道腔内外生长，侵犯范围多较广，易出现囊变坏死，而 GNET 生长相对较缓慢，多位于黏膜下，向胃肠道腔内突出，囊变坏死少；增强扫描腺癌动脉期明显强化，静脉期强化程度较明显减退，GNET 动脉期明显强化，而静脉期强化程度减退不如腺癌明显。

GNET 较小时需与息肉鉴别，息肉为良性病变，一般见蒂与肠壁相连，不累及邻近肠壁，神经内分泌肿瘤为恶性病变，呈浸润性生长，多数与肠壁宽基底相连或呈扁平丘状，病变多浸润邻近肠壁导致肠壁增厚；息肉形态较 GNET 规则，表面较光整。当神经内分泌肿瘤较大时常出现囊变坏死，表面溃疡形成，与腺癌、胃肠道间质瘤难以鉴别。单独依靠影像学检查诊断该病困难，需要结合内镜病理活检。

参考文献

[1] Sandrasegaran K, Rajesh A, Rushing DA, et al. Gastrointestinal stromal tumors: CT and MRI findings[J]. Eur Radiol, 2005, 15(7):1407-1414.

[2] Chen Zeyang,Yang Jiejin,Sun Jiali,et al. Gastric gastrointestinal stromal tumours (2-5 cm): Correlation of CT features with malignancy and differential diagnosis[J] .Eur J Radiol, 2020, 123: 108783.

[3] 陈智慧，陈任政，司徒敏婷，等 . 64 排螺旋 CT 在进展期胃癌与胃淋巴瘤的诊断及鉴别诊断的应用价值 [J]. 实用放射学杂志，2020, 36(5): 4.

[4] 薛鹏，马秀华，张伟，等 . 原发性胃淋巴瘤的 CT 与 MRI 诊断 [J]. 实用放射学杂志，2013, 29(1):5.

[5] 乔庆，王珂，刘周，等 . MSCT 增强扫描对胃间质瘤术前诊断及临床应用价值分析 [J]. 中国 CT 和 MRI 杂志，2021, (03): 121-122+126.

[6] Kim Do Hoon,Kim Jae Hyun,Han Seungchul, et al. Differentiation between small (< 4.5 cm) true subepithelial tumors and ectopic pancreas in the small bowel on computed tomography enterography[J]. Eur Radiol, 2022, 32: 1760-1769.

[7] 孟小丽，舒俊，任转琴，等 . MSCT 增强扫描对贲门部胃平滑肌瘤与胃间质瘤的鉴别诊断价值 [J]. 医学影像学杂志，2017, 27(08): 1494-1497.

[8] Yang HK, Kim YH, Lee YJ, et al. Leiomyomas in the gastric cardia: CT findings and differentiation from gastrointestinal stromal tumors[J]. Eur J Radiol, 2015, 84(9):1694-1700.

[9] Roseland ME, Francis IR, Shampain KL, et al. Gastric neuroendocrine neoplasms: a primer for radiologists[J] .Abdom Radiol (NY), 2022, undefined: undefined.

[10] 胡红杰，卢信智，王健 . MSCT 在胃间质瘤和异位胰腺鉴别诊断中的应用价值 [J]. 临床放射学杂志，2020(09): 1796-1800.

[11] 夏盛伟，余捷，林细州，等 . 胃神经内分泌肿瘤 CT 检查影像学特征 [J]. 中华消化外科杂志，2020, 19(9): 6.

[12] 刘灶松，魏新华，许进，等 . 胃肠道神经内分泌肿瘤的 CT 表现及病理基础 [J]. 实用放射学杂志，2017, 33(3): 4.

━━━❀❀ **病例 1** ❀❀━━━

（一）病史介绍及影像资料

1. 病史简介

患者女性，14 岁。外院常规检查发现脾脏多发占位 4 个月余；腹部查体无特殊；血常规、肝功能正常，肿瘤标记物如 AFP、CEA、CA199 等均正常；既往心理疾病史，无家族肿瘤史。

2. MRI 检查图像

如图 5-1-1 至图 5-1-8。

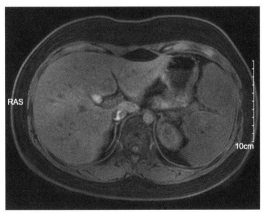

图 5-1-1 T$_1$WI

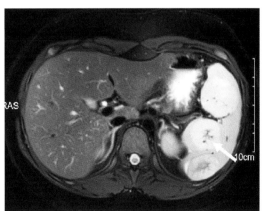

图 5-1-2 T$_2$WI

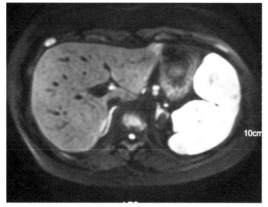

图 5-1-3 DWI（b=800mm²/s）

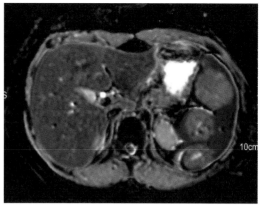

图 5-1-4 ADC 图

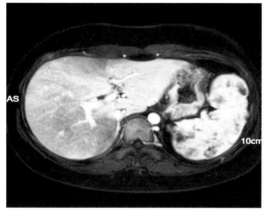

图 5-1-5 T₁WI（动脉期）

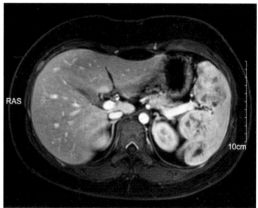

图 5-1-6 T₁WI（门脉期）

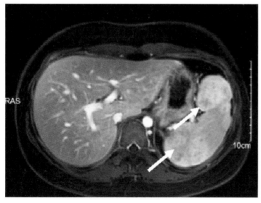

图 5-1-7 T₁WI（延迟期）

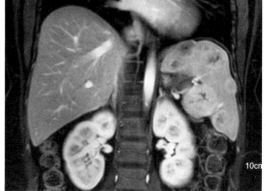

图 5-1-8 T₁WI（延迟期冠状位）

根据病史及影像学表现，以下问题请考虑：

1. 总结病灶的磁共振信号特点，有无扩散受限及病灶强化方式？

2. 病灶中央的裂隙状信号可以做出哪些解释?

3. 此例脾脏多发病灶的良恶性判断?

（二）征象描述

脾脏见多发软组织结节及团块影，平扫 T_1WI 呈低信号，T_2WI 信号整体较脾脏实质稍高，DWI 呈略低信号，ADC 呈高信号，边界清晰，大小在 1.5 ～ 4.5 cm 不等，大病灶中心可见瘢痕状、裂隙状 T_2WI 低信号影（图 5-1-2 白箭），DWI 呈低信号，ADC 呈高信号；增强后大病灶动脉期呈外周明显不均强化，门脉期、平衡期、延迟期可见渐进性强化，中心瘢痕、裂隙影延迟期可见强化（图 5-1-7 白箭），小病灶呈均匀明显强化；因病变部分外生性生长，脾脏稍增大并呈分叶状改变，但包膜连续、光整，脾门区血管未见明显异常改变；脾周、腹膜后未见明显肿大淋巴结。

（三）征象解读及思路分析

1. 征象解读

（1）脾脏多发软组织占位，边界清晰，弥散不受限，呈持续、渐进性强化。

（2）其他阴性征象：病灶内未见明显囊变、坏死、脂肪密度，未见明显侵袭改变；腹膜后未见明显肿大淋巴结。

2. 诊断思路分析

（1）患者为青少年女性，无不适、无阳性体征，常规检查发现脾脏占位，查体、实验室检查阴性。脾脏多发占位常见于转移瘤、淋巴瘤和脉管源性肿瘤，后者包括血管瘤、错构瘤、窦岸细胞血管瘤，少见于白血病；患者无原发病史，脾脏多发实性占位，T_2WI 信号较脾脏实质高，且弥散不受限，可基本确定良性病变，包括良性肿瘤（如血管瘤、错构瘤、淋巴管瘤）及炎性病变（如炎性假瘤）等；本例病变渐进性延迟强化，可见于血管瘤、错构瘤、窦岸细胞血管瘤、炎性假瘤、硬化性血管瘤样结节性转化等，部分病灶中心可见裂隙状 T_2WI 低信号，延迟期强化，提示为中央瘢痕组织，是血管瘤的典型表现。

（2）影像学诊断：脾脏多发血管瘤。

（四）鉴别诊断

1. 错构瘤

是由于脾固有结构的异常排列而形成的一种少见的良性肿瘤，以中年人多见，可孤立可多发，成分多样，CT 常呈混杂等或稍低密度，尽管均为渐进性延迟强化、T_2WI 高信号，但错构瘤的 T_2WI 高信号远不及血管瘤均匀。

2. 窦岸细胞血管瘤

是起源于脾红髓内皮细胞即窦岸细胞的脾脏特殊类型血管瘤。可见于任何年龄，多见于 40 ～ 60 岁，表现为多发稍低密度结节、团块伴渐进性强化，但与血管瘤不同的是，其延迟强化近似于脾脏实质；由于含铁血黄素沉积，其 MR 特征为 T_1WI、T_2WI 均呈低信号，DWI 及 ADC 提示弥散受限，常伴有脾肿大、脾亢进。

3. 转移瘤

有原发肿瘤病史，脾转移瘤少见，发现脾转移时多已有其他器官转移，多可见弥散受限及环形强化。

4. 淋巴瘤

脾脏淋巴瘤常表现为脾脏弥漫浸润，部分表现为多发肿块，淋巴瘤因细胞致密，DWI 表现为明显弥散受限。

（五）病理对照

1. 手术所见

脾脏多发实性肿瘤，脾脏略有肿大，腹腔未见肿大淋巴结、转移癌结节。

2. 病理结果

脾脏脉管源性病变（血管瘤）。免疫组化：CD34（＋）、CD31（＋）、ERG（＋）、D2-40（＋）、Ki-67（+,5%）。

（六）病例点评

脾脏血管瘤是最常见的脾脏良性肿瘤，尸检发现率为 0.3% ～ 14%，常见于 30 ～ 50 岁的成年人，多为先天性，生长缓慢且无症状，常偶然发现，一般无须处理。病理上可分为海绵状血管瘤、毛细血管瘤和混合性血管瘤三型。

脾脏血管瘤可单发，也可多发，边缘清晰但无包膜，病灶中心可见纤维瘢痕、栓塞、钙化等，典型特征为渐进性延迟强化。病灶密度均匀时，动脉期呈轻中度不均强化，后期强化渐进性填充，延迟期呈均匀明显强化；病灶密度不均伴内部瘢痕时，周围实性部分强化同前，中心瘢痕前期不强化，延迟期可见强化。尽管脾脏血管瘤的强化模式与肝脏血管瘤相似，但缺乏动脉期周边结节状强化的典型表现，学者推测可能与脏器不同的血供背景相关。

本例属于典型的脾脏血管瘤表现，单从影像图像上诊断不难，但临床上青少年脾脏多发占位伴脾肿大不多见，诊疗时应综合考虑。

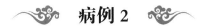

病例 2

（一）病史介绍及影像资料

1. 病史简介

患者女性，64 岁。体检发现脾脏占位 1 年余，无明显腹部不适症状；查体无特殊；血常规、肝功能正常，肿瘤标记物正常；既往右上肺浸润性腺癌术后 4 年，期间未用药。

2. CT、MRI 检查图像

如图 5-2-1 至图 5-2-9。

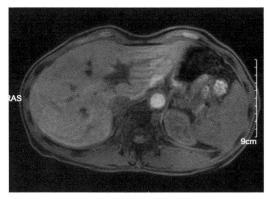

图 5-2-1 T_1WI

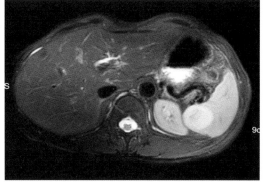

图 5-2-2 T_2WI

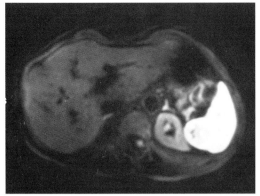

图 5-2-3　DWI（b=800m²/s）

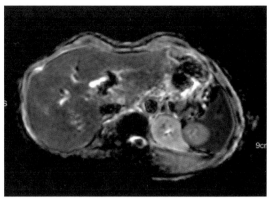

图 5-2-4　ADC 图

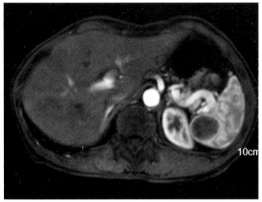

图 5-2-5　T₁WI（动脉期）

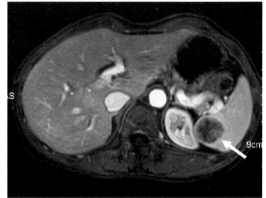

图 5-2-6　T₁WI（门脉期）

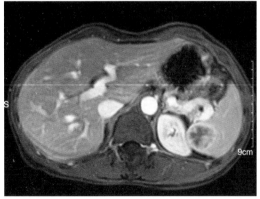

图 5-2-7　T₁WI（延迟期）

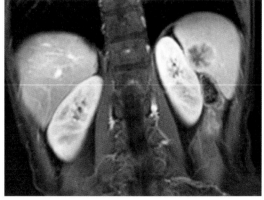

图 5-2-8　T₁WI（延迟期冠状位）

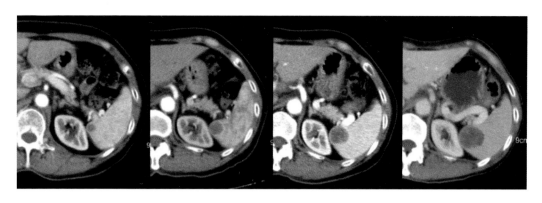

图 5-2-9　胸部 CT 扫及的病灶部分层面图像

根据病史及影像学表现，以下问题请考虑：

1. 病灶的影像特征？

2. 结合病史，可考虑的影像学诊断？

（二）征象描述

脾内见一类圆形软组织团块影，边界清，平扫 T_1WI 呈不均稍低信号，中心较周边信号略高，T_2WI 呈不均高信号，DWI 呈不均稍低信号，ADC 呈不均高信号，中心局部信号较高，增强后动脉期未见明显强化,门静脉期可见外周轮辐样强化(图5-2-6 白箭)，延迟期向心性强化填充，范围、强度均更甚，中心仍有部分未见明显强化。回溯患者胸部 CT 扫及的腹部图像示，2018 年 11 月至 2021 年 4 月，病灶由 1.3cm 缓慢增大到 3.0cm，增强后仅可见分隔样轻度强化；周围、腹膜后未见明显肿大淋巴结；两侧肾上腺形态如常，未见明显占位灶。

（三）征象解读及思路分析

1. 征象解读

（1）脾脏单发软组织占位，边界清晰，弥散不受限，轮辐样渐进性强化，两年余间病灶逐渐增大史。

（2）其他阴性征象：病灶内未见明显囊变、坏死、脂肪密度，未见明显侵袭改变；脾脏体积未见明显增大；腹膜后未见明显肿大淋巴结；复查过程中脾脏未见其他病灶。

2. 诊断思路分析

（1）患者为老年女性，肺癌病史，发现脾脏占位，无不适，查体、实验室检查均未发现异常。此例为脾脏单发占位，除脾脏弥漫性病变外的病变均可表现为单发占位，包括肿瘤性病变如血管瘤、淋巴管瘤、错构瘤、淋巴瘤、血管肉瘤、炎性肌纤维母细胞瘤、转转移瘤等，及非肿瘤性病变如囊肿、脓肿、硬化性血管瘤样结节性转化等。患者有右上肺癌手术史，单发脾脏转移不能除外。但病变弥散不受限多见于良性病变，包括良性肿瘤如血管瘤、错构瘤、淋巴管瘤，及炎性病变如炎性假瘤等。此外病变呈现渐进性延迟强化，可见于血管瘤、错构瘤、窦岸细胞血管瘤、炎性假瘤、不典型淋巴管瘤、硬化性血管瘤样结节性转化等。

（2）影像学诊断：脾脏不典型淋巴管瘤。

（四）鉴别诊断

1. 转移瘤

本例有原发病史，虽然脾脏病变在肺癌病史后新发，但肺癌分期较早，脾脏转移不常见，早于肾上腺转移的脾脏转移更不常见，且未用药控制的情况下未见其他新发病灶；脾转移瘤多发常见，多数弥散受限，增强呈环形强化。

2. 血管瘤

虽然均表现为渐进性强化，但血管瘤的强化较本例均匀，即使病灶内出现瘢痕组织，后者位于病灶中心，且延迟期可见强化。

3. 硬化性血管瘤样结节性转化

罕见，为非肿瘤性血管增生性病变，病变单发伴有分隔及中心瘢痕，其典型表现为增强后呈轮辐状强化，与本例难以鉴别，但其 T_1WI 低信号、T_2WI 低信号可与本例鉴别。

（五）病理对照

1. 手术所见

脾脏多发小囊性灶，盆腔、大网膜、腹腔未及占位。

2. 病理结果

脾脏淋巴管瘤伴部分区内皮细胞增生。免疫组化：CD31（＋）、CD34（部分＋）、

D2-40（＋）、TTF-1（－）、SMA（部分＋）、Des（－）、HMB45（－）、Melan-A（灶＋）、Ki-67（+,5%）。

（六）病例点评

淋巴管瘤是一种起源于淋巴管系统的良性囊性肿瘤，由扩张、增生的淋巴管间隔正常间质及血管结构构成，囊腔内纤维性间隔厚薄不一，内含淋巴液、淋巴细胞或混有血液，可分为单纯性、海绵性、囊状淋巴管瘤。免疫组化中 D2-40、CD31、CD34 阳性是诊断淋巴管瘤的重要依据。

脾脏淋巴管瘤中青年多见，可缓慢生长，多无症状。该病可单发也可多发，多位于被膜下，病灶多无明显包膜。病变以囊性病灶为主，边界清晰，大部呈无强化水样低密度影，周围囊壁及其内分隔可见轻度强化，有时可见壁的弧形钙化。因淋巴液蛋白含量不同，MRI T_1WI 相可呈低、等或稍高信号，且 MRI 能更好地显示病灶内分隔。也有部分病灶血管及间质成分较高，可表现为实性、囊实性，增强后实性部分呈渐进性强化。

本例为不典型实性淋巴管瘤，通过生物学特性及影像资料不难判断其良性肿瘤的实质，此例分隔较规则，分隔强化形成的轮辐样强化不常见于脾脏淋巴管瘤。

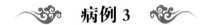

病例 3

（一）病史介绍及影像资料

1. 病史简介

患者女性，50 岁。无明显诱因下左腹部隐痛不适 1 个月余，无畏寒发热，无腹胀腹泻，无皮肤眼白发黄；查体无特殊；血常规无特殊。实验室检查：乳酸脱氢酶 488U/L，总胆红素 30.6μmol/L，神经原特异性烯醇化酶 20.3ng/ml。既往有阑尾炎手术病史 20 年余，甲状腺手术病史 4 年余（具体不详）。

2. MRI 检查图像

如图 5-3-1 至图 5-3-7。

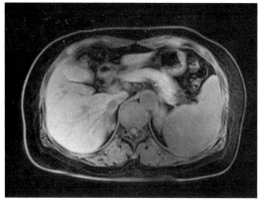

图 5-3-1 T$_1$WI

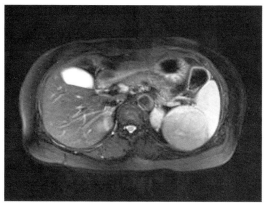

图 5-3-2 T$_2$WI

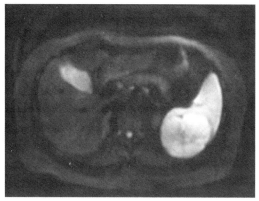

图 5-3-3 DWI（b=800m^2/s）

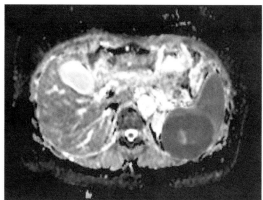

图 5-3-4 ADC 图

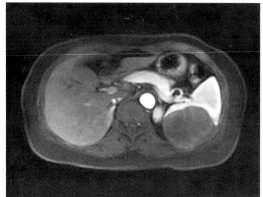

图 5-3-5 T$_1$WI（动脉期）

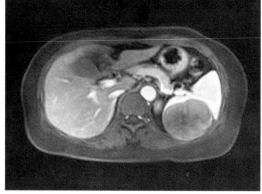

图 5-3-6 T$_1$WI（门脉期）

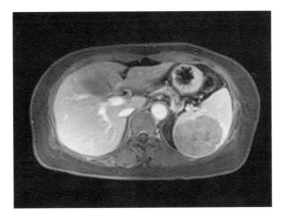

图 5-3-7　T₁WI（延迟期）

根据病史及影像学表现，以下问题请考虑：

1. 病变的影像学表现特点？

2. 病变弥散受限对诊断有何提示作用？

（二）征象描述

脾脏内见类圆形软组织团块影，边界清，大小约 10.2cm×6.5cm，T_1WI、T_2WI 均呈不均稍低信号，中心可见条片状较高信号，DWI 呈明显高信号，ADC 呈明显低信号，增强后呈轻度不均强化，始终低于脾脏实质，病灶中心条片影 DWI 呈低信号、ADC 呈高信号，未见明显强化；脾脏包膜连续，脾脏大小如常，轮廓未见明显改变。脾周、腹膜后未见明显肿大淋巴结。

（三）征象解读及思路分析

1. 征象解读

（1）脾脏单发软组织占位，边界清晰，弥散明显受限，轻度不均强化，始终低于脾脏实质。

（2）其他阴性征象：病灶内未见明显囊变、脂肪密度，未见明显侵袭表现；脾周、腹膜后未见明显肿大淋巴结。

2. 诊断思路分析

（1）患者为中年女性，因上腹不适发现脾脏占位，查体、实验室检查结果无明显指向性提示。影像提示脾脏单发占位，可见于诸多肿瘤性、非肿瘤性病变，常见的有淋巴瘤、淋巴管瘤、血管瘤、血管肉瘤等，有恶性肿瘤病史时单发转移不能除外。此例的影像特征是弥散明显受限，基本确定辨别为恶性，临床上多见的是淋巴瘤、血管肉瘤、转移瘤等。恶性病变但始终轻度强化可作为鉴别诊断的依据，淋巴瘤符合这一表现，患者查无其他病变，单发原发淋巴瘤少见。

（2）影像学诊断：脾脏淋巴瘤。

（四）鉴别诊断

1. 脾脏血管肉瘤

最常见的非淋巴源性恶性肿瘤，多表现为单发占位，可多发，内多见坏死及出血，可见钙化，侵袭表现明显，常累及脾脏包膜、浸润周围脂肪间隙，增强后呈不均强化。

2. 脾脏转移瘤

少见，以血行播散为主，多由肺癌、乳腺癌、卵巢癌等转移而来；单发转移更少见，但发生脾转移时多已晚期并其他器官转移，影像学上常表现为环形强化。

3. 脾脏淋巴管瘤

脾脏常见良性肿瘤，表现为囊实性或实性时增强早期呈轻度不均强化，后期呈渐进性强化，鉴别诊断时还须查看病变弥散情况，该病弥散不受限。

（五）病理对照

1. 病理结果

脾脏非霍奇金淋巴瘤，结合免疫组化考虑弥漫性大 B 细胞性淋巴瘤 GCB 型。

2. 免疫组化

CD20（＋）,CD3（部分＋）,CD45RO（＋）,CD79a（＋）,Ki-67（+70%）,CD68（＋）,CD138（－）,CyclinD1（－）,CD5（＋）,Bcl-2（＋）,CD43（＋）,CD21（＋）,CD10（＋）,CD23（－）,Bcl-6（＋）,CISH:EBEV（－）。

（六）病例点评

脾淋巴瘤分为原发性和继发性，脾原发淋巴瘤较继发性少见，但前者占脾原发恶性肿瘤的2/3以上。按细胞类型可分为霍奇金和非霍奇金淋巴瘤，后者较多，并以B细胞淋巴瘤为主；按大体病理可分为均匀弥漫型、粟粒结节型、多发结节型及巨块型

4 型。

影像上，前两型表现缺乏特异性，可仅见脾脏均匀增大，也可见多发略低密度细小结节影分布，直径＜0.5cm。多发结节型表现为多发较大占位，但直径＜10cm，常可与转移瘤鉴别。病灶＞10cm 的巨块型通常单发，中心可见坏死，呈不均轻度强化。脾脏原发淋巴瘤（primary splenic lymphoma，PSL）是指病变首发于脾脏的淋巴瘤，表现为单发病变的 PSL 较难鉴别诊断。此时 MRI DWI/ADC 序列提示病灶弥散明显受限、PET/CT 显示病灶明显高摄取具有重要的鉴别意义。

本例虽为单发巨块型 PSL，临床上较少见，但通过其典型的 MRI 弥散受限信号特点，不难作出淋巴瘤的诊断。

参考文献

[1] Abbott RM, Levy AD, Aguilera NS, et al. From the archives of the AFIP: primary vascular neoplasms of the spleen: radiologic-pathologic correlation[J]. Radiographics, 2004,24（4）:1137-1163.

[2] Thipphavong S,Duigenan S, Schindera ST, et al. Nonneoplastic, benign, and malignant splenic diseases: cross-sectional imaging findings and rare disease entities[J]. AJR Am J Roentgenol, 2014, 203（2）:315-322.

[3] Gorg C, Weide R, Schwerk WB. Malignant splenic lymphoma: sonographic patterns, diagnosis and follow-up[J]. Clin Radiol, 1997;52（7）:535-540.

[4] Sahani DV, 主编 . 张国福 , 主译 . 腹部影像学 [M]. 上海：上海科学技术出版社 ,2016

第六章 肠道病变

第一节　小肠病变

病例 1

（一）病史介绍及影像资料

1. 病史简介

患者男性，31 岁。腹痛 1 个月，无明显诱因出现右下腹阵发性隐痛，持续时间长短不一，能自行缓解或肛门排气排便后明显缓解，偶感腹胀；腹部查体无特殊；肝功能无特殊，肿瘤标记物如 CEA、CA199 等均正常，血常规白细胞、中性粒细胞计数及百分比升高，粪便隐血试验阳性；既往体健，无肿瘤及传染病史。

2. CT 检查图像

如图 6-1-1-1 至图 6-1-1-5。

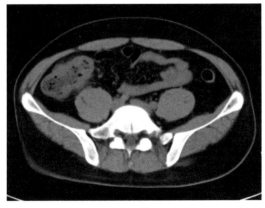

图 6-1-1-1　CT 平扫

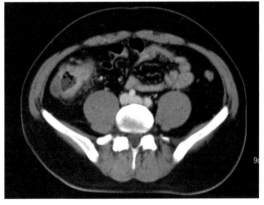

图 6-1-1-2　CT 增强（静脉期病变层面 1）

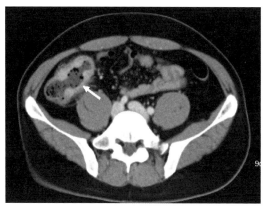
图 6-1-1-3　CT 增强（静脉期病变层面 2）

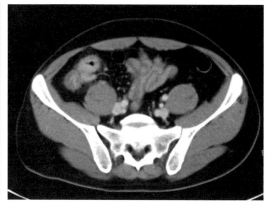
图 6-1-1-4　CT 增强（静脉期阑尾层面）

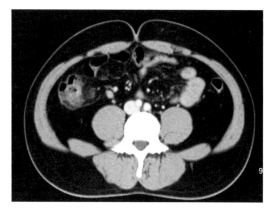
图 6-1-1-5　CT 增强（静脉期周围系膜层面）

根据病史及影像学表现，以下问题请考虑：

1. 哪些间接影像学表现可作为鉴别要点？

2. 可另行哪些影像检查，预计有何表现，对诊断有何帮助？

（二）征象描述

回肠远端肠壁不均增厚，范围较大，增强后呈明显不均强化，黏膜侧可见浅溃疡（图 6-1-1-3 白箭），管腔未见明显狭窄，局部肠腔稍扩张，病变边缘显示不清；周围脂肪间隙模糊，可见散在增大淋巴结，短径＜1cm，呈明显强化；邻近阑尾均匀增粗，呈明显强化，边界清晰。

（三）征象解读及思路分析

1. 征象解读

（1）回肠节段性肠壁不均增厚，但肠腔未见狭窄，病变边缘显示不清；周围肠系膜渗出改变伴增大淋巴结；邻近阑尾肿胀。

（2）其他阴性征象：病变未见明显肿块样生长，其内未见明显坏死囊变区；肠腔未见明显狭窄，病变近端未见明显肠梗阻、肠梗阻改变；周围未见明显瘘管或窦道形成。

2. 诊断思路分析

（1）患者为青壮年男性，亚急性病程，无明显诱因出现下肠道症状，可自行缓解，有便血，无呼吸道等其他系统症状，肿瘤标记物阴性，炎性指标阳性。病灶表现为节段性肠壁增厚，主要见于炎症性肠病（如克罗恩病）、累及回盲部的肠结核，少见于范围较广的肿瘤性病变（如淋巴瘤）或相对局限的自身免疫性肠病；而病灶肠腔未见明显狭窄，常见于肠腔"动脉瘤样扩张"的淋巴瘤，亦可见于炎性肠病等非肿瘤性病变；病灶黏膜侧出现溃疡，最常见于小肠恶性肿瘤溃疡型病变，也可见于克罗恩病、肠结核，且后两者的溃疡具有一定特点；另伴发周围肠系膜、阑尾炎性改变及反应增生的淋巴结，可见于炎性肠病，也可继发于小肠恶性肿瘤、缺血性病变等。周围脂肪间隙较大范围渗出性改变，提示炎性病灶可能大。

（2）影像学诊断：回肠远端克罗恩病。

（四）鉴别诊断

1. 肠结核

肠结核累及回盲部，但病变为连续性、全管壁范围的管壁增厚，溃疡相对少见，但多分布于与肠腔长轴垂直的方向上，而克罗恩病的表现为与肠腔长轴平行的纵行溃疡；肠系膜增大淋巴结可见钙化；另外临床有肺结核感染病史、低热消瘦等症状有助于鉴别诊断。

2. 淋巴瘤

好发于回肠末端，肠壁可广泛增厚，管腔"动脉瘤样扩张"与克罗恩病肠腔狭窄与扩张交替有所区别，另腹腔可见多发肿大淋巴结，程度较炎症增生淋巴结明显，部分可有融合趋势，而周围肠系膜区通常无渗出改变。

3. 小肠腺癌

典型表现为肠壁不均增厚伴黏膜明显破坏中断，管腔明显狭窄，病变异质性强化较炎症性肠壁明显；向腔外浸润时，肠系膜脂肪间隙结节状增厚受累，周围肿大淋巴结可见环形强化。

（五）病理对照

1. 手术所见

回盲部见肿物，大小约5cm×4cm，隆起型，表面浆膜已侵出，肠周可及多颗0.4～0.8cm左右肿大淋巴结，肿瘤近端肠管明显扩张。

2. 病理结果

回盲部黏膜慢性炎伴溃疡形成，肠壁全层淋巴组织增生、淋巴滤泡形成，形态首先考虑克罗恩病。免疫组化：CD20（B细胞＋）、CD79a（B细胞＋）、CD3（T细胞＋）、CD5（T细胞＋）、bcl-2（滤泡间＋）、bcl-6（生发中心＋）、CD10（生发中心＋）、Mum-1（少量＋）、CD21（FDC＋）、CD23（FDC＋）、CD43（部分＋）、TdT（－）、ZAP70（少量＋）、Ki-67（＋，中心＞外周）、Kappa（部分＋）、Lambda（部分＋）、EBER（－）、CK（上皮＋）。

（六）病例点评

克罗恩病是一种病因不明的非特异性肉芽肿性炎性病变，可能与自身免疫、遗传相关，好发于青壮年，常见于回盲部及回肠末端，也可见于任一部分消化道。其病理特征为非干酪性肉芽肿性全层肠壁炎、肠壁的纵行溃疡，病变呈节段跳跃性分布。炎症可扩散至全腹腔，累及邻近肠壁、肠系膜脂肪组织及血管，形成肠瘘、窦道等。克罗恩病的病理特征决定其影像学表现的特征性及多样性。

克罗恩病早期黏膜的微小溃疡在X线造影仅表现为黏膜分布紊乱，进而出现特征性的纵行溃疡，表现为与肠管纵轴平行的溃疡，并多位于系膜侧，对侧游离缘多见假憩室形成，亦可有横行溃疡，两者交错围绕水肿的黏膜，在造影下即见"卵石征"。而在CT上急性期的直接征象为肠壁的节段性增厚，同样以系膜侧为重，水肿的肠壁增强后呈现"靶征"；慢性期随着纤维化进程，肠壁均匀增厚，并可见病变穿破肠道形成的腹腔脓肿、肠瘘、窦道等。此外，肠系膜的异常改变对克罗恩病的诊断与病程判断有重要意义。肠系膜的"梳样征"，即肠系膜直小血管增粗拉长、间隔增宽，沿肠壁梳状排列，表示克罗恩病处于活动期。另外，肠系膜还可见脂肪组织增生、炎性渗出、淋巴结增大。

本例的 CT 影像学表现缺乏克罗恩病的特征性表现，缺乏 X 线造影检查的信息，但凭借间接征象如阑尾受炎性浸润肿胀增粗，可初步判断为炎症性肠病，加之相符的临床特点可以做出初步诊断。

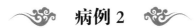

病例 2

（一）病例图像及病史介绍

1. 病史简介

患者男性，66 岁。进食后出现右侧腹痛 1 周余，现大便 3 天未解，近期体重无明显变化；膀胱恶性肿瘤多次术后，多年饮酒吸烟史；查体腹平软，腹部可见手术疤痕，余无特殊；超敏 C 反应蛋白升高 14.68mg/L（参考值：0.00 ～ 10.00mg/L），CA125 升高为 235.9U/ml（参考值：0.00 ～ 35.00U/ml），CA72-4 升高为 42.11U/ml（参考值：0.00 ～ 6.90U/ml）。

2. CT 增强检查图像

如图 6-1-2-1 至图 6-1-2-4。

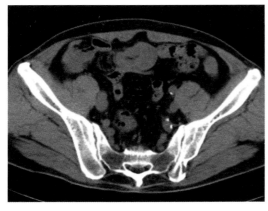
图 6-1-2-1 CT 平扫

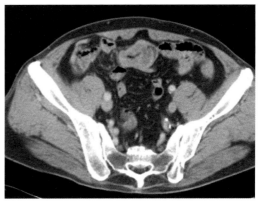
图 6-1-2-2 CT 静脉期（病灶层面）

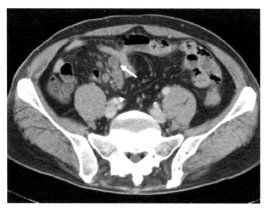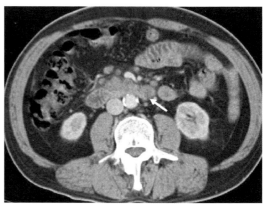

图 6-1-2-3　CT 静脉期（肠系膜层面 1）　　图 6-1-2-4　CT 静脉期（肠系膜层面 2）

根据病史及影像学表现，以下问题请考虑：

1. 病灶影像学表现的完整描述？

2. 病灶周围肿大淋巴结的特点是？

（二）征象描述

盆腔回肠局部肠壁明显增厚，边缘可分辨，范围约 4.5cm，黏膜毛糙破坏，腔内缘可见溃疡影（图 6-1-2-2），平扫密度较周围正常肠壁略低，增强后呈轻度不均强化，肠腔明显狭窄；周围系膜区可见不均长条状强化影，余浆膜面光整；病灶上方肠系膜上静脉走行区至系膜根部见多发肿大淋巴结（图 6-1-2-3，图 6-1-2-4 白箭），最大淋巴结短径约 1.5cm。腹膜后未见明显肿大淋巴结。

（三）征象解读及思路分析

1. 征象解读

（1）小肠局限肠壁增厚伴溃疡，不均强化，管腔狭窄明显，系膜及系膜根部多发肿大淋巴结。

（2）其他阴性征象：病灶内未见明显坏死囊变区，周围未见明显渗出改变；其近端肠管未见明显肠梗阻、肠套叠、假憩室、瘘管征象。

2. 诊断思路分析

（1）患者为老年男性，进食诱因下出现肠道症状，肿瘤指标阳性，局限性小肠壁增厚可见于肿瘤性、炎性、血管源性病变，如腺瘤、间质瘤、原发腺癌、淋巴瘤、肠结核、克罗恩病、血管瘤或血管畸形等；病变处肠腔狭窄可见于除淋巴瘤外的小肠良恶性肿瘤、克罗恩病及肠结核等；周围多发肿大淋巴结常见于肿瘤性病变，如恶性肿瘤、淋巴瘤，增大淋巴结可见于炎性病变，如克罗恩病、肠结核。

（2）影像学诊断：小肠原发性恶性肿瘤伴多发转移淋巴结。

（四）鉴别诊断

1. 淋巴瘤

多见于回肠，肠壁增厚程度较重、范围较长，但肠腔多不狭窄反呈瘤样扩张，且其黏膜破坏轻于腺癌，胃肠造影可帮助判断黏膜情况。

2. 克罗恩病

好发于青壮年的非干酪样肉芽肿病变，节段性肠壁增厚，周围肠系膜可见增厚、渗出，活动期肠系膜血管呈特征性"梳样征"改变。

3. 肠结核

多以回盲部为中心，累及邻近升结肠及末端回肠，病变区与正常肠壁的移行段较长且无明显病变，周围肿大淋巴结环形强化。

4. 间质瘤

软组织团块多外生性生长，肠壁增厚者与肠腔相通，可有坏死囊变，但极少发生淋巴结转移。

（五）病理对照

1. 手术所见

小肠肿瘤位于回肠中段，大小约 4cm×5cm，环绕肠腔一周，侵及浆膜，小肠系膜及根部可及多发肿大淋巴结，融合成团。

2. 病理结果

小肠溃疡型（瘤体：7cm×4cm×2cm）恶性肿瘤（符合低分化腺癌）伴退变、坏死，浸润至浆膜纤维、脂肪组织，转移或浸润至（远端肠周）3/3 只淋巴结，可见脉管瘤栓。免疫组化显示：DOG1（部分＋）、CD117\c-kit（－）、bcl-2（－）、CD99（－）、MITF（－）、TLE1（＋）、Ki-67（＋，约 80%）、S-100（－）、Melan-A（－）、HMB45（－）、P63（－）、P40（－）、CD56（－）、Sy（－）、CHG-A\CgA（－）、CEA（－）、CK20（－）、

CK7（＋）、Vim（＋）、EMA（＋）、CK（＋）、hMSH6（＋）、CDX–2（－）、PMS2（＋）、Her2（0）、hMSH2（＋）、hMLH1（＋）。

（六）病例点评

小肠腺癌的发生率远低于食管、胃及结肠，起病尚不清楚，腺瘤是常见的癌前病变。好发年龄为60～70岁，男性略多于女性，临床症状可有腹痛、恶心呕吐、消化道出血等，好发于十二指肠，其次是空肠、回肠。

影像上主要表现为小肠局限性肠壁增厚或肠腔内息肉状、结节状隆起及团块影，增强后有中等以上强化，相应肠腔狭窄，可伴近端肠腔扩张或肠梗阻，亦可见肠腔外浸润及淋巴结转移。病变造成的黏膜破坏在小肠造影中显示良好，典型征象还包括肠腔内的不规则充盈缺损、龛影、管壁僵硬，另外造影未见"卵石征"、"跳跃征"有重要鉴别诊断作用。

本例直接征象为回肠局限性增厚，为非特异性异常表现，诊断及鉴别诊断主要依靠间接征象，如肠腔变化、周围肠系膜改变、淋巴结情况，如遇小肠病变，须充分观察此类征象。

第二节　结直肠病变

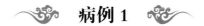

病例 1

（一）病史介绍及影像资料

1. 病史简介

患者男性，77岁。黑便1个月余，大便约1～2次/天，偶有稀便，无其他不适；腹部查体无特殊；粪便隐血试验阳性，血红蛋白降低，CA199略升高，为38.82U/ml（正常0～37.00U/ml）；既往体质好，无特殊疾病史。

2. CT检查图像

如图6-2-1-1至图6-2-1-5。

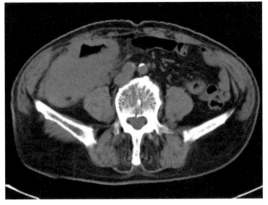

图 6-2-1-1　CT 平扫

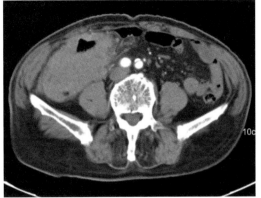

图 6-2-1-2　CT 增强动脉期

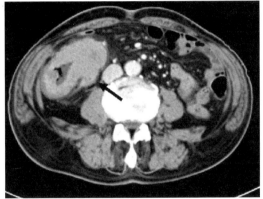

图 6-2-1-3　CT 增强门脉期（回肠层面）

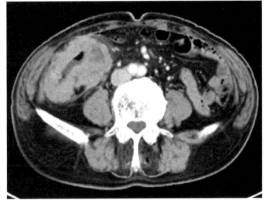

图 6-2-1-4　CT 增强门脉期（髂窝层面 1）

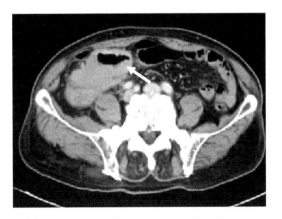

图 6-2-1-5　CT 增强门脉期（髂窝层面 2）

根据病史及影像学表现，以下问题请考虑：

1.结肠占位需观察哪些间接征象、阴性征象？

2.结肠良恶性病变的周围淋巴结表现有何不同？

（二）征象描述

升结肠近段肠壁明显不均增厚，平扫呈等密度，增强后呈明显强化（图6-2-1-3），局部管腔稍狭窄或稍扩张（图6-2-1-5白箭），外缘轮廓呈分叶状，内缘黏膜毛糙，病灶范围较长；邻近回肠末端轮廓显示可，未见明显受累（图6-2-1-3黑箭）；周围肠系膜区脂肪间隙稍混杂，另见多发小淋巴结，短径约0.3～0.6 cm；腹部肠道未见肠梗阻征象。

（三）征象解读及思路分析

1.征象解读

（1）升结肠局部肠壁明显不均增厚，范围较长，病灶明显强化，局部管腔稍扩张。

（2）其他阴性征象：病变管壁未见明显溃疡、坏死囊变等改变，黏膜未见明显破坏；全段管腔未见明显狭窄至闭塞，近端管腔未见肠梗阻、肠套叠征象；病灶周围、腹膜后未见明显肿大淋巴结。

2.诊断思路分析

（1）患者为老年男性，便血、贫血，肿瘤指标CA199略升高，影像学表现为右半结肠肠壁明显不均增厚，常见于结肠原发黏膜恶性肿瘤，也可见于肠道原发淋巴瘤，轻度的肠壁增厚可见于结肠炎性病变，如肠结核、溃疡性结肠炎、克罗恩病。但此例病变与管腔狭窄不成正比，结肠病变管腔未见明显狭窄，常见于肠道原发淋巴瘤，呈特征性"动脉瘤样扩张"，也可见于肠息肉、结肠原发良性肿瘤、部分轻症炎症性肠病。另外，本例黏膜未见明显破坏，须仔细与结肠良性病变，如息肉、腺瘤、平滑肌瘤等相鉴别。

（2）影像学诊断：升结肠近段原发性淋巴瘤。

（四）鉴别诊断

1. 结肠癌

肠壁不均增厚多较局限，黏膜破坏、肠腔狭窄较淋巴瘤程度重，累及周围组织时主要表现为侵犯，但极少跨过回盲瓣侵犯回肠，相反淋巴瘤可跨过回盲瓣累及回肠末端。

2. 克罗恩病

好发于回肠末端，累及结肠时主要为右半结肠，节段性肠壁增厚多为偏心性，肠系膜侧肠壁增厚较明显，范围较长但境界明显，可见特征性"跳跃征"、纵行溃疡、"卵石征"、假憩室、"梳样征"，晚期可见窦道、瘘管等。

3. 肠结核

常继发于肺结核，好发于回盲部及回肠末端，结肠原发淋巴瘤主要需与增殖型肠结核相鉴别，后者主要表现为肠管对称性增厚、管腔变形狭窄，且无明显界限，周围可出现含钙化、环形强化的增大淋巴结。

（五）病理对照

1. 手术所见

肿瘤位于升结肠近回盲部，大小约 $9cm \times 8cm \times 7cm$，已侵出外膜并累犯侧腹壁，伴不全梗阻，近端略扩张，有轻度水肿，周围血管旁见肿大淋巴结，大小约 $0.5 \sim 1.0cm$ 不等。

2. 病理结果

右半结肠溃疡型，瘤体 $12cm \times 10cm \times 4cm$，结合免疫组化，符合弥漫性大 B 细胞淋巴瘤，浸润至外膜纤维、脂肪组织。免疫组化：CD20（＋）、CD79a（＋）、CD3（－）、CD5（－）、CD10（＋）、bcl-2（＋，70%）、bcl-6（＋）、CD21（－）、CD23（－）、c-Myc（＋，30%）、P53（＋，＜10%）、CD30（－）、CD38（－）、Mum-1（＋）、CD43（部分＋）、CyclinD1（－）、EBER（－）、Ki-67（＋，60%）、CD19（＋）、ALK（－）。

（六）病例点评

结肠原发淋巴瘤少见，仅占胃肠道原发淋巴瘤的 5% ～ 10%，主要起源于黏膜下层及黏膜固有层的淋巴组织，大多为 B 细胞性。结肠原发淋巴瘤多见于右半结肠，尤其好发于盲肠和回盲部周围。

结肠原发性淋巴瘤影像学表现为肠壁弥漫性不均增厚，一般累及范围较广，肠管尚存一定的柔软度，不似结肠上皮性恶性肿瘤僵硬，管腔可狭窄，可呈"动脉瘤样扩张"。淋巴瘤起源于黏膜下淋巴组织，一般不破坏黏膜，病变较甚时可见黏膜溃疡形成，但黏膜破坏不明显，X线造影可见充盈缺损影但黏膜光整。CT增强肿瘤呈轻中度强化，肿瘤较大时，可因供血不足而呈不均强化，甚至可见坏死表现。MRI影像特征与CT相似，DWI序列若提示病灶明显扩散受限改变，对诊断肠道淋巴瘤有较大意义。肠道外的改变，如腹膜后、肠系膜区多发肿大融合淋巴结包绕肠系膜血管及脂肪组织形成的"三明治征"，亦有助于鉴别诊断。

本例升结肠淋巴瘤强化较明显，不符合典型肠道淋巴瘤的强化特点，其余影像学表现均符合淋巴瘤特征，此时完善X线造影及MRI检查有助于鉴别诊断。

参考文献

[1] Sahani DV, 主编 . 张国福 , 主译 . 腹部影像学 [M]. 上海：上海科学技术出版社 ,2016

[2] Guglielmo FF, Anupindi SA, Fletcher JG, et al. Small bowel crohn disease at CT and MR enterography: Imaging atlas and glossary of terms[J]. Radiographics, 2020; 40（2）:354-375.

[3] Kedia S, Das P, Madhusudhan KS, et al. Differentiating Crohn's disease from intestinal tuberculosis[J]. World J Gastroenterol, 2019, 25（4）:418-432.

[4] Horton KM, Fishman EK. Multidetector-row computed tomography and 3-dimensional computed tomography imaging of small bowel neoplasms: current concept in diagnosis[J]. J Comput Assist Tomogr, 2004, 28（1）:106-116.

[5] Lee HY, Han JK, Kim TK, et al. Primary colorectal lymphoma: spectrum of imaging findings with pathologic correlation[J]. Eur Radiol, 2002, 12（9）:2242-2249.

[6] Kim KW, Ha HK, Kim AY, et al. Primary Malignant melanoma of the rectum: CT findings in eight patients[J]. Radiology, 2004, 232（1）:181-186.

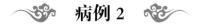

病例 2

（一）病史介绍及影像资料

1. 病史简介

患者男性，64岁。大便带血1个月余，排便次数4～5次/天，粪便常不成形；腹部查体无特殊；血常规无特殊。粪便隐血试验阳性，肿瘤标记物如CEA等均正常；

既往体健，无特殊疾病史。

2. MRI 检查图像

如图 6-2-2-1 至图 6-2-2-7。

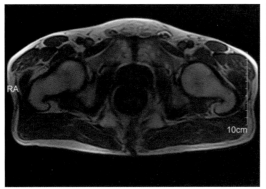

图 6-2-2-1　T₁WI（不压脂）

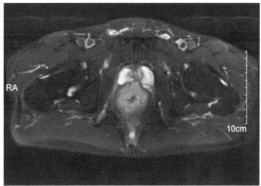

图 6-2-2-2　T₂WI

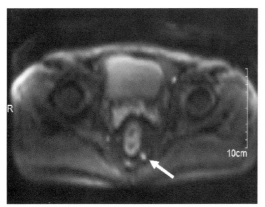

图 6-2-2-3　DWI（b=800 mm²/s）

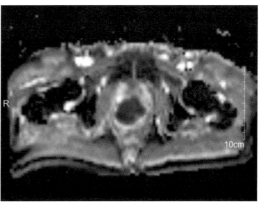

图 6-2-2-4　ADC

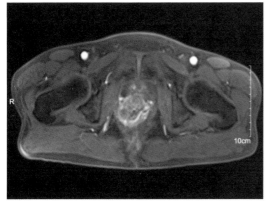

图 6-2-2-5　T₁WI（动脉期横断位）

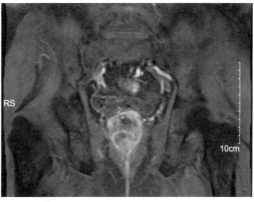

图 6-2-2-6　T₁WI（动脉期冠状位）

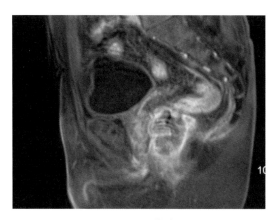

图 6-2-2-7　T_1WI（静脉期矢状位）

根据病史及影像学表现，以下问题请考虑：

1. 病灶的部位及信号特点？

2. 病灶与周围结构的关系？

3. 可能的影像学诊断是？

（二）征象描述

直肠中下段肠壁明显不均增厚，范围较局限，T_1WI 呈均匀低信号，T_2WI 呈稍高信号，DWI 呈高信号，ADC 呈明显低信号，管腔明显狭窄，病灶位于腹膜反折之下，累及肛管，穿透肌层及浆膜层，壁外脂肪间隙浑浊，病灶与盆底右侧闭孔内肌、前列腺及两侧肛提肌关系密切、分界不清，增强后呈不均强化；直肠系膜区及骶前见多发小淋巴结，大者短径约 0.6cm，DWI 呈高信号（图 6-2-2-3 白箭）；近端肠管未见明显肠梗阻征象。

（三）征象解读及思路分析

1. 征象解读

（1）直肠中下段局限性明显不均增厚，弥散受限明显，管腔明显狭窄，邻近组织及淋巴结多发受累，增强后呈明显不均强化。

（2）其他阴性征象：病变未见明显坏死囊变区；近端肠管未见明显肠梗阻、肠套叠征象。

2. 诊断思路分析

（1）患者为老年男性，大便带血就诊，腹部查体无特殊，肿瘤标记物阴性。直肠肠壁局限性不均增厚，病灶弥散明显受限，常见于直肠恶性肿瘤，包括直肠上皮来源恶性肿瘤（如腺癌、神经内分泌肿瘤等）、淋巴瘤、黑色素瘤、间质瘤等，进而观察发现直肠管腔明显狭窄、病灶侵袭性强、周围阳性淋巴结，常见于恶性程度较高的直肠恶性肿瘤、黑色素瘤等。

（2）影像学诊断：直肠中下段恶性肿瘤，腺癌与黑色素瘤均可能，结合肿瘤标志物，倾向诊断为黑色素瘤。

（四）鉴别诊断

1. 直肠腺癌

最常见的直肠原发上皮性恶性肿瘤，肿瘤标志物 CEA、CA199 常升高，肠壁明显不均增厚伴肠腔狭窄，甚者导致肠梗阻，增强后呈明显不均强化，常伴周围组织浸润及淋巴结转移，与无黑色素性黑色素瘤难以鉴别。

2. 淋巴瘤

少见，占原发直肠肿瘤的 0.1% ～ 0.4%，常表现为肠壁环形增厚，范围较广，肠腔一般无明显狭窄甚至可呈扩张改变，弥散受限明显。

3. 神经内分泌肿瘤

肿瘤一般呈宽基底软组织灶突向腔内，一般较小，大多 < 3cm，常可见"小病灶大转移"，即原发灶虽小但出现范围较大的腹腔转移灶。

（五）病理对照

1. 病理结果

直肠恶性肿瘤放化疗后，肛门皮肤皮下纤维组织内见小圆细胞恶性肿瘤伴退变，结合免疫组化及形态，符合恶性黑色素瘤伴治疗后反应，瘤体直径约 0.8cm，浸润深度约 0.25cm。

2. 免疫组化

CK（－）、EMA（－）、Vim（＋）、HMB45（灶＋）、Melan-A（＋）、SOX10（＋）、Sy（－）、CHG-A\CgA（－）、CD56（－）、CD20（－）、CK7（－）、CK20（－）、CDX-2（－）、Ki-67（＋，20%）。

（六）病例点评

直肠起源的黑素瘤发病率仅次于皮肤、眼球，起源于直肠肛管交界处即齿状线周围的黑色素细胞恶变，因此几乎不发生于直肠上段，其最常见的症状为大便带血，甚至出现贫血。特异性组织学标志物 HMB-45、Melan-A、S-100 是诊断该病的金标准。该病好发于老年人，女性较多，亦有报道表示还可发生于年轻患者，可能与阳光暴晒、黑痣史、感染 HIV、基因突变等有关。

直肠黑色素瘤发生于直肠中下段，常表现为肠壁不均增厚或向腔内突起的肿块性病变，病变常 > 3cm，因黑色素的顺磁性，其典型 MRI 信号为短 T_1 短 T_2 信号。与直肠癌相似的是周围浸润及淋巴结转移明显，因此约 30% 不含黑色素颗粒的直肠黑素瘤难以与直肠癌相鉴别。

本例为不含黑色颗粒的直肠原发黑色素瘤，在 T_1WI 和 T_2WI 并未表现为特征性的顺磁性信号，尽管影像学表现难以鉴别，但凭借临床上肿瘤指标阴性可有排除作用，确诊直肠黑色素瘤须通过免疫组化。

第七章　腹膜后和腹腔病变

病例 1

（一）病例图像及病史介绍

1. 病史简介

患者女性，55 岁。体检发现右肾肿物 10 天；查体无特殊阳性表现；实验室检查：血常规等正常；肿瘤标志物：AFP、CEA、CA199 均正常。

2. CT 检查图像

如图 7-1-1 至图 7-1-8。

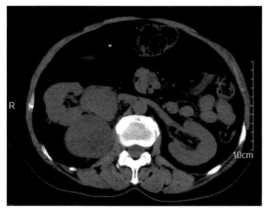

图 7-1-1　平扫

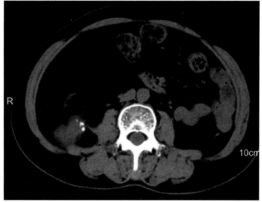

图 7-1-2　平扫（下方层面）

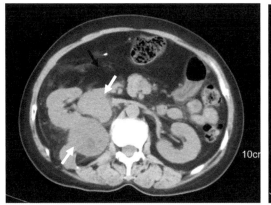

图 7-1-3　平扫（不同窗宽）

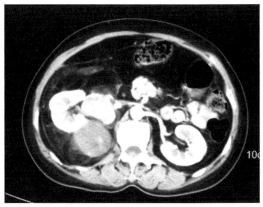

图 7-1-4　动脉期

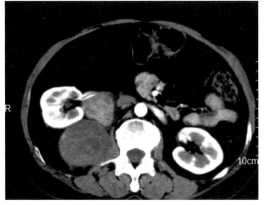

图 7-1-5　动脉期（不同层面）

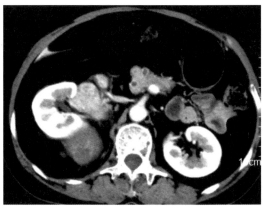

图 7-1-6　动脉期（不同层面）

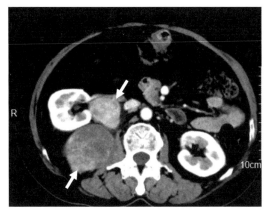

图 7-1-7　门脉期

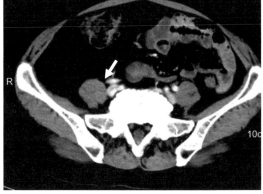

图 7-1-8　门脉期（不同层面）

根据病史及影像学表现，以下问题请考虑：

1. 病变是位于腹膜后还是腹腔？

2. 病灶的密度及强化方式有何特点?

3. 初步诊断是什么? 需与哪些疾病相鉴别?

(二)征象描述

右侧肾周腹膜后见以脂肪密度为主的巨大不规则肿块(图7-1-3,黑箭),边界不清,内见软组织密度成分(图7-1-3,白箭),增强后实性部分呈明显渐进性强化,肿块包绕右肾,邻近肠管、胰腺及部分肠系膜受压推移,内侧缘部分层面肿块与右侧腰大肌分界欠清,下缘达盆腔入口水平(图7-1-8,白箭)。

(三)征象解读及思路分析

1. 征象解读

(1)CT特点:肿块包绕右肾,右肾受压移位。肿块密度不均匀,其中可见大量成熟脂肪密度影,伴有少许点片状钙化,内见两枚软组织密度结节。

(2)强化特征:病灶内软组织密度部分呈明显渐进性不均匀强化,内可见点状、片状或岛状强化灶。

(3)其他征象:部分层面肿块与右侧腰大肌分界不清;与肠管、右肾等分界清楚;未侵犯邻近血管。

2. 诊断思路分析

(1)患者中年女性,体检发现病灶,查体无阳性体征,实验室检查结果阴性。病灶位于肾周,右肾向前外推移,后内侧与右侧腰大肌分界不清,提示病变起源腹膜后。腹膜后以脂肪为主肿块,边界不清,内部可见软组织密度成分,并呈明显渐进性强化,可见于脂肪肉瘤、肾上腺髓样脂肪瘤、外生性肾血管平滑肌脂肪瘤。本病例肾上腺显示完整,右侧肾脏皮质显示完整,故排除肾上腺髓样脂肪瘤、外生性肾血管平滑肌脂肪瘤。

(2)影像学诊断:脂肪肉瘤。

(四)鉴别诊断

1. 外生性肾血管平滑肌脂肪瘤

多见于40～60岁的女性,CT和MRI扫描可见肿瘤内及边缘迂曲增粗的血管及穿肾实质入瘤的动脉血管影，局部肾实质可见境界清楚锐利的缺损区，缺损区边缘可见鸟嘴样突起的肾实质，与肾脏分界不清。

2. 肾上腺髓脂瘤

为肾上腺较少见良性肿瘤，含有成熟的脂肪成分。临床多无症状。肿瘤多表现为肾上腺区较大不规则含脂肪密度团块，边缘清晰，正常肾上腺结构消失。

3. 成熟囊性畸胎瘤

由骨组织、脂肪、毛发等不同成分组成，影像学表现为囊实性肿块，囊壁光滑，囊内可见脂肪和牙齿、骨骼等成分，部分肿瘤内还可出现脂液平面。

（五）病理对照

1. 手术所见

腹腔内可见多发黄色脂肪样肿物，呈分叶状生长，大小约 15cm×20cm，完全包绕右肾，邻近肠管粘连、推移。

2. 病理结果

（右腹膜后）低度恶性软组织肉瘤（形态首先考虑黏液脂肪肉瘤）。免疫组化单克隆抗体及癌基因检测：LCA（部分＋）、EMA（部分＋）、CK（部分弱＋）、Des（－）、CD34（－）、Vim（＋）、MBP（－）、SOX10（－）、Ki-67（＋，10%）、S-100（＋）、P16（＋）。

（六）病例点评

脂肪肉瘤（liposarcoma）是腹膜后最常见的原发性恶性肿瘤，由分化、异型程度不等的脂肪细胞组成。多见于 40 岁以上成人，50～60 岁高发，约占成人腹膜后原发性恶性肿瘤的 35%。

脂肪肉瘤分为 5 个亚型：高分化性脂肪肉瘤、黏液样脂肪肉瘤、多形性脂肪肉瘤、去分化脂肪肉瘤、混合型脂肪肉瘤。其中Ⅰ、Ⅱ型为低度恶性，最为多见，Ⅲ、Ⅳ、Ⅴ型为高度恶性肿瘤，易复发和转移。

脂肪肉瘤主要由脂肪成分组成，其诊断要点如下：

1. 含脂肪密度肿块，肿瘤实性部分强化不均。

2. 肿瘤体积较大：由于肿瘤常沿间隙侵袭性生长，体积较大、占位效应明显，邻近肠管等脏器受压向一侧移位，位于肾周者包裹并推移肾脏。

本病例表现较典型，关键在调整宽窗宽，显示肿瘤除肾周两枚实性肿块外的脂肪组织，否则易误诊。

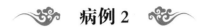

病例 2

（一）病例图像及病史介绍

1. 病史简介

患者男性，68 岁。上腹痛 3 个月余，黑便 1 个月余，胃镜检查提示胃癌，CT 检查发现右侧腰大肌前方椭圆形肿块；查体无特殊；血常规：血红蛋白：75g/L，红细胞计数：3.0×10^{12}/L，肿瘤标记物未做。

2. CT 检查图像

如图 7-2-1 至图 7-2-6。

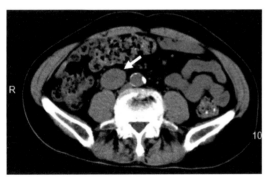

图 7-2-1　平扫

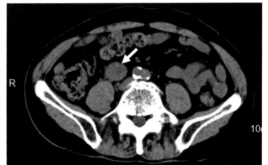

图 7-2-2　平扫（不同层面）

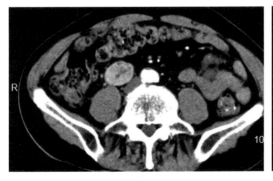

图 7-2-3　动脉期

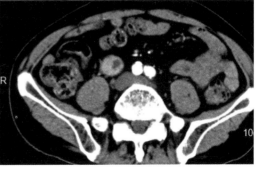

图 7-2-4　动脉期（不同层面）

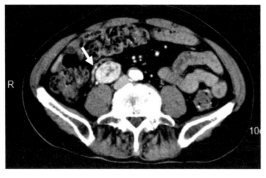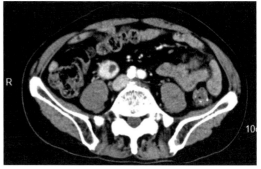

图 7-2-5 门脉期   图 7-2-6 门脉期（不同层面）

根据病史及影像学表现，以下问题请考虑：

1. 病变位于腹膜后还是腹腔？

2. 病灶的密度及强化方式有何特点？

3. 首先考虑什么诊断？需与哪些疾病鉴别？

（二）征象描述

右侧腰大肌前方可见一大小约 3.2cm×2.4cm 椭圆形软组织肿块，边界清楚，平扫密度尚均匀（图 7-2-1，白箭），增强后明显渐进性强化，周围可见增粗血管影（图 7-2-5，白箭），内可见多发小囊性低密度影。

（三）征象解读及思路分析

1. 征象解读

（1）CT 特点：病灶呈椭圆形，边界清楚，平扫密度尚均匀，与邻近结构分界清晰。

（2）强化特征：病灶明显渐进性强化，中央及实性部分见多发小囊性低密度灶，周围可见多发点条状强化血管。

（3）其他阴性征象：肿块未侵犯周围肠管及血管。

2. 诊断思路分析

（1）患者老年男性，无阳性体征，确诊胃癌病史，腹部 CT 检查偶然发现病灶。病灶位于腹膜后，单发，边界清楚，平扫密度尚均匀，增强后病灶明显渐进性强化，其内可见多发小囊性低密度灶，周围可见点条状血管，呈所谓的"镶边"征。需与 Castleman 病、异位嗜铬细胞瘤（副节瘤）、孤立性纤维瘤等鉴别。本例病人无其他临床症状，故排除异位嗜铬细胞瘤。

（2）影像学诊断：局灶型巨淋巴结增生症（Castleman 病）。

（四）鉴别诊断

1. 异位嗜铬细胞瘤（副节瘤）

临床上多有阵发性的高血压，实验室检查尿儿茶酚胺及代谢产物 3- 甲氧 -4- 羟苦杏仁酸升高；肿瘤常位于大血管旁，易坏死囊变，增强扫描呈明显不均匀强化。而局灶型 Castleman 病一般没有此临床表现，坏死囊变少见。

2. 孤立性纤维瘤

肿瘤较小时也表现为边界清晰肿块，密度或信号多不均匀，增强后由轻度到重度渐进性强化，一般有包膜，瘤周可见强化血管，故当肿瘤较小时二者鉴别困难。

3. 转移淋巴结

该患者有胃癌病史，因此需和转移淋巴结鉴别。胃癌腹膜后淋巴结转移多位于腹主动脉周围，且易融合并包绕大血管，而该患者表现为腹膜后孤立结节，远离腹主动脉，且腹主动脉周围结构清晰，故不考虑转移淋巴结。

（五）病理对照

1. 手术所见

游离右半结肠与侧腹膜粘连，于结肠后行腹膜后肿瘤切除，送冰冻提示（右腹膜后肿瘤）淋巴组织增殖性病变。

2. 病理结果

（右腹膜后肿瘤）淋巴结符合 Castleman 病。免疫组化：CD5（T 区 +）、CD3（T 区 +）、CD20（B 区 +）、CD79a（B 区 +）、PAX5（B 区 +）、CD21（FDC 网 +）、CD23（FDC 网 +）、CD10（生发中心 +）、CD 30（-）、CD 15（散在 +）、Mum-1（散在 +）、P 53（-）、c-Myc（-）、EBER（散在 +）、Lambda（散在 +）、Kappa（散在 +）、CD35（+）。

（六）病例点评

巨淋巴结增生症，又称为 Castleman 病（CD），是一种少见的慢性淋巴组织增生性疾病，以原因不明的淋巴结肿大为主要表现。可发生于任何有淋巴结存在的部位，纵隔最多见，腹膜后仅占 7%。

病理学上将巨淋巴结增生症分为 3 型：透明血管型（hyaline vascular type），约占 90%；浆细胞型（plasma cell type），约占 10%；混合型，兼有二者特征。

临床上根据病变累及范围，分为局灶型（local Castleman disease）和多中心型（multicentric Castleman disease）。局灶型巨淋巴结增生症，30 岁左右青年好发。90% 以上为透明血管型：临床常以邻近结构和 / 或器官受压或触及肿块就诊，或体检发现。多中心型以浆细胞型为主，多见于老年人，可有发热、贫血、高球蛋白症及肾功能不全等症状。

Castleman 病主要由淋巴组织成分组成，是腹膜后少见疾病，其诊断的要点如下：

1. 在淋巴结分布区结节或肿块，边界清晰，明显强化，内可有钙化，瘤周见点条状血管，增强早期较肿瘤其他部分强化明显，呈所谓的"镶边"征。

2. 本病例无临床症状，偶然发现。影像学表现具有 Castleman 病特点。

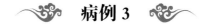

病例 3

（一）病例图像及病史介绍

1. 病史简介

患者女性，63 岁。两周前体检时 B 超发现左侧肾上腺占位；查体无特殊；实验室检查：血常规等正常；肿瘤标志物：AFP、CEA、CA199 等均正常。

2. CT 检查图像

如图 7-3-1 至图 7-3-6。

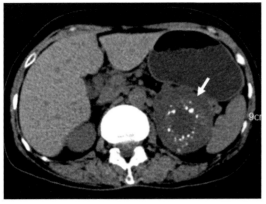

图 7-3-1　平扫

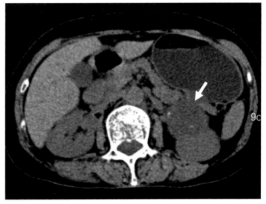

图 7-3-2　平扫（不同层面）

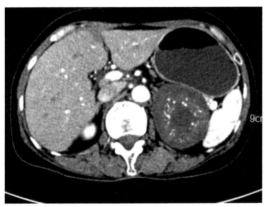

图 7-3-3　动脉期

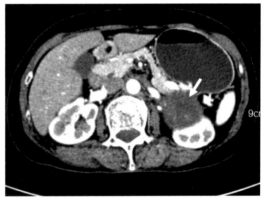

图 7-3-4　动脉期（不同层面）

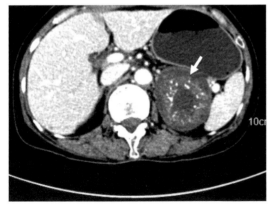

图 7-3-5　门脉期

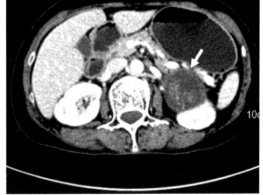

图 7-3-6　门脉期（不同层面）

根据病史及影像学表现，以下问题请考虑：

1. 病变位于哪里，腹膜后还是腹腔？

2. 病灶的密度及强化方式有何特点？

3. 首先考虑什么诊断？需与哪些疾病相鉴别？

（二）征象描述

左侧肾上腺区见一椭圆形囊实性肿块，大小约 6.4cm×5.8cm，边界清楚，平扫其内密度不均，见多发斑点状钙化影（图 7-3-1，白箭），增强后呈轻度不均匀强化，左侧肾上腺无殊，胰尾、左肾及周围血管受压推移。

（三）征象解读及思路分析

1. 征象解读

（1）CT 特点：肿瘤呈椭圆形，边界清楚，平扫呈不均匀低密度，其内可见斑点状钙化，胰尾、左肾及周围血管受压推移改变。

（2）强化特征：病灶实性部分呈不均匀轻 - 中度强化。

（3）其他阴性征象：左侧肾上腺无殊，肿块与邻近胰腺、胃肠道、脾脏分界清楚，未侵犯血管等。

2. 诊断思路分析

（1）患者为老年女性，无阳性体征，体检发现，实验室检查结果均阴性。左侧肾上腺区单发肿块，边界清楚，密度不均，伴有多发点状钙化。肾上腺区病变的定位诊断非常重要，需要考虑肾上腺、腹膜后、肝脏、胰腺、胃、脾脏等多个器官起源的可能性，通过观察影像学表现的蛛丝马迹进行区分，肿瘤较大时通常难以鉴别。该病例左侧肾上腺存在，与其他脏器边界清楚，故考虑腹膜后肿瘤；增强后实性成分呈轻 - 中度进行性强化，需与神经鞘瘤、副神经节瘤、神经纤维瘤、肾上腺腺瘤等鉴别，肿块位于腹膜后神经干走行区，故神经鞘瘤可能大。

（2）影像学诊断：神经鞘瘤。

（四）鉴别诊断

1. 肾上腺腺瘤

病灶位于肾上腺区，多单发，偶为多发，呈圆形或椭圆形，边缘清晰。由于病变内常含有大量脂质成分，因此典型者平扫多表现为较低密度，CT 值多为 10HU 左右，增强后可见不同程度强化，动脉期明显强化，门脉期强化退出；MR 检查 out-phase 较

in-phase 信号减低。肾上腺腺瘤多与肾上腺相连，而该患者肿块与肾上腺分界清楚，故不考虑。

2. 副神经节瘤

临床上多有阵发性的高血压，实验室检查尿儿茶酚胺及代谢产物 3- 甲氧 -4- 羟苦杏仁酸升高；肿瘤易坏死囊变，钙化少见，增强扫描呈明显不均匀强化。

3. 神经纤维瘤

神经鞘瘤与神经纤维瘤鉴别困难，但神经纤维瘤一般密度较均匀，囊变、坏死及钙化少见。而该患者囊变、坏死及钙化较显著。

（五）病理对照

1. 手术所见

肿瘤位于肾上腺区，大小约 6cm×5cm，与肾门部血管关系密切，肿物上方可见正常肾上腺组织，考虑肿瘤为腹膜后来源。

2. 病理结果

（左腹膜后肿物）神经鞘瘤伴出血、退变及钙化。免疫组化单克隆抗体及癌基因检测：CK（-）、Vim（+）、EMA（-）、S-100（部分+）、MBP（-）、SOX10（+）、NF（-）、CD57（-）、K-67（+，约5%）、Des（-）、SMA（-）、CD34（-）、h-caldesmon（-）、CD117（-）、DOG1（-）。

（六）病例点评

神经鞘瘤（neurilemmoma）又称施万细胞瘤（Schwannoma）或神经膜细胞瘤，多见于20～50岁，为良性肿瘤，生长缓慢。可以发生于全身任何部位的周围神经鞘膜组织，脊柱旁或肾脏内侧相对多见，肿瘤较大可引起周围组织的推压移位。

镜下，肿瘤内可见 Antoni A 区和 Antoni B 区。A 区与 B 区可单独存在，但多数肿瘤以其中某一型为主，两种组成占比不同，影像学表现也不同。根据影像学表现的不同，可将神经鞘瘤分为实质型、囊实型、完全囊变型。

其诊断的要点如下：

1. 肿瘤密度不均匀，中央密度略低，边缘密度略高，高低密度无明确分界，可伴有钙化。

2.增强扫描：实性成分呈轻中度渐进性强化，囊性成分无强化。

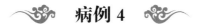

病例 4

（一）病例图像及病史介绍

1.病史简介

患者女性，26岁。腰酸半年，左下腹疼痛两周；查体无特殊；实验室检查：血常规、肝功能、肿瘤标志物均正常。

2.CT 检查图像

如图 7-4-1 至图 7-4-6。

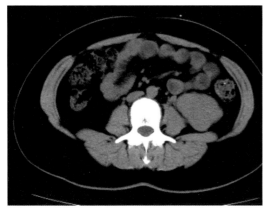

图 7-4-1　平扫

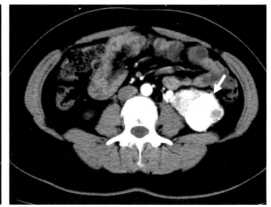

图 7-4-2　动脉期

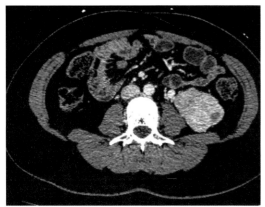

图 7-4-3　门脉期

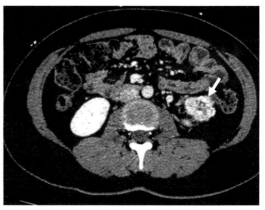

图 7-4-4　门脉期（不同层面）

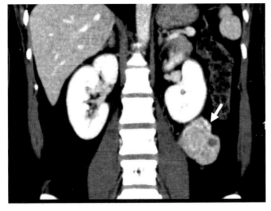
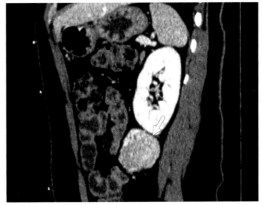

图 7-4-5　增强后冠状位　　　　　　　图 7-4-6　增强后矢状位

根据病史及影像学表现，以下问题请考虑：

1. 病变位于哪里，腹膜后还是腹腔？

2. 病灶的密度及强化方式有何特点？

3. 首先考虑什么诊断？需与哪些疾病相鉴别？

（二）征象描述

左肾下方肾周脂肪囊内见一大小约 5.3cm×3.8cm 不规则肿块影，平扫密度均匀，边界清晰（图 7-4-1 白箭），CT 值为 47HU，增强后动脉期肿块呈不均匀明显强化，CT 值达 154HU，门脉期强化减退，CT 值约 121HU，内见多发相对低强化区，肿块与左肾分界清晰（图 7-4-6，白箭）。

（三）征象解读及思路分析

1. 征象解读

（1）CT 特点：肿瘤位于左肾下方肾周脂肪囊内，形态不规则，边界清楚，可见分叶，平扫密度尚均匀。

（2）强化特征：动脉期呈不均匀明显强化，其内可见明显强化区及片状低密度区；门脉期强化程度略减低。

（3）其他阴性征象：肿块与肾脏分界清楚，未侵犯邻近结构。

2. 诊断思路分析

（1）患者为青年女性，腰酸半年，左下腹疼痛两周。病灶位于左下腹，单发，边界清楚，平扫密度均匀，边缘可见分叶，增强后呈"地图样强化"；动脉期呈明显不均匀强化，门脉期强化减退，表现出"快进快出"增强模式。需与孤立性纤维瘤、巨淋巴结增生症、副神经节瘤、神经源性肿瘤、侵袭性纤维瘤病等鉴别。巨淋巴结增生症多表现为边缘光滑的结节，分叶少见；副神经节瘤多位于中线附近，强化较明显；神经源性肿瘤多位于脊柱旁，密度不均匀，常见囊变；腹膜后明显持续强化的分叶状肿块，周围可见迂曲静脉显示者，需考虑孤立性纤维瘤。

（2）影像学诊断：孤立性纤维瘤。

（四）鉴别诊断

1. 巨淋巴结增生症

病变多呈类圆形，边缘多光滑，局部可见分叶，界限清楚；肿瘤密度多均匀，较大病灶（＞5cm）中心可见低密度灶，内亦可有钙化及星芒状纤维瘢痕。增强扫描：局灶型巨大淋巴结增殖症多明显强化，体积较小的肿瘤强化较均匀，较大的肿块动脉期中心可见不规则的星芒状或裂隙状低密度影。

2. 副神经节瘤

好发于40～60岁，多位于下腔静脉、腹主动脉、肾动脉及肠系膜动脉周围等副神经节的分布区域，多呈圆形或椭圆形，边缘光滑，界限清晰，密度或信号不均匀；增强扫描后呈明显的持续性的不均匀强化。

3. 神经源性肿瘤

多位于脊柱旁、神经干的分布区域，密度或信号多不均匀，CT密度较低，T_2WI呈明显高信号，坏死、囊变明显，相邻椎间孔扩大为典型特征，增强扫描肿瘤多为不均匀的轻中度强化，强化区域与无强化区域分布与 Antoni A 区和 Antoni B 区的占比及分布相关。

4. 平滑肌瘤

与孤立性纤维瘤影像学表现相似，均表现为腹膜后圆形或类圆形软组织团块，边界清晰，密度或信号不均匀，坏死、囊变多见，增强呈持续渐进性强化。好发于生育期女性，多有子宫肌瘤手术史，而孤立性纤维瘤无此临床特点。

5. 侵袭性纤维瘤病

腹内型侵袭性纤维瘤病常发生于肠系膜和盆腔，68%～86%的患者有腹部手术史，中青年女性好发。肿瘤有浸润性生长和膨胀性生长两种生长方式，浸润性生长的肿瘤形态不规则，边缘呈爪样，无假包膜；膨胀性生长的肿瘤多为圆形或椭圆形，边界清晰。平扫呈等或低密度，增强后持续渐进性强化。部分肿瘤边缘可见增粗血管。

（五）病理对照

1. 手术所见

肿瘤位于左肾下方，大小约 6cm×5cm，肿瘤与左肾下极及左输尿管粘连紧密。

2. 病理结果

（左腹膜后）梭形细胞软组织肿瘤（符合孤立性纤维性肿瘤/血管外皮瘤）。免疫组化单克隆抗体及癌基因检测：Vim（灶+）、CD99（+）、bcl-2（灶+）、Myosin（-）、Myf4（-）、CD117\c-kit（散在+）、NSE（-）、S-100（散在+）、CD31（-）、CD34（+）、Des（-）、Actin（-）、SMA（-）、HBME-1（-）、WT-1（-）、CR\Calretinin（-）、EMA（-）、CK（-）。

（六）病例点评

孤立性纤维瘤(solitary fibrous tumor, SFT)又称局限性间皮瘤、局限性纤维性间皮瘤、纤维性间皮瘤等。孤立性纤维瘤可以发生于身体的许多部位，其中以皮肤和皮下组织最为常见，肌肉、骨膜、鼻咽腔及其他器官如乳腺、卵巢、肾脏等也可发生，腹膜后孤立性纤维瘤好发于 40～70 岁的中老年人。

孤立性纤维瘤可分为纤维型、细胞型、富于巨细胞型等多种亚型。大约 10%～20% 的孤立性纤维瘤为恶性或潜在恶性。免疫组化 CD34 和 vimentin 阳性为其特点。

孤立性纤维瘤是梭形细胞良性肿瘤，其诊断的要点如下：

1. "地图样强化"为特征性表现，这与肿瘤的组织学排列的形态有关，细胞密集区与血管外皮瘤样区强化明显，而细胞稀疏区与胶原纤维束、玻璃样变区强化相对较弱，多种成分混杂存在形成地图样分布，肿瘤边缘可见增粗血管，即"蛇纹血管征"。

2. 本例为青年女性，腰酸半年，左下腹疼痛两周，可能是由于肿瘤压迫胃肠道所导致。肿瘤部位及影像学表现符合腹膜后孤立性纤维瘤表现。

病例 5

（一）病例图像及病史介绍

1. 病史简介

患者女性，55岁。1个月前发现左上腹壁肿物，约鹅蛋大小，无瘙痒、疼痛，无红肿破溃；查体无特殊；实验室检查：血常规等正常；肿瘤标志物：AFP、CEA、CA199等均正常；D-二聚体：4861ng/ml（正常值＜232ng/ml）。

2. CT、MR检查图像

如图7-5-1至图7-5-12。

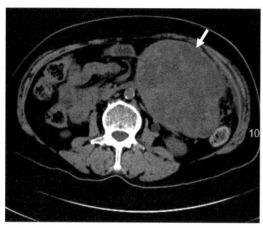

图7-5-1　CT平扫

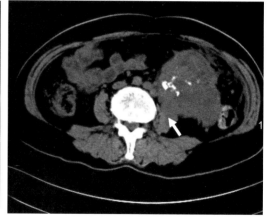

图7-5-2　CT平扫（不同层面）

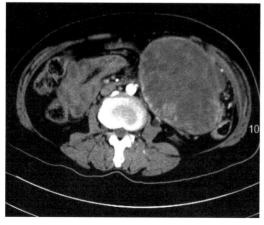

图7-5-3　CT（动脉期）

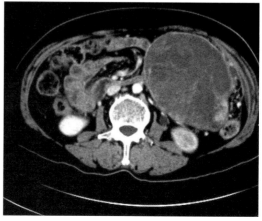

图7-5-4　CT（门脉期）

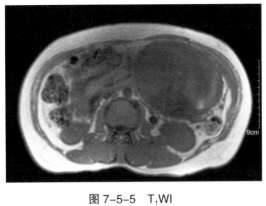

图 7-5-5　T₁WI

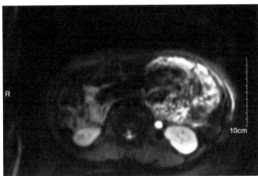

图 7-5-6　T₂WI

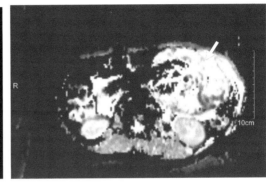

图 7-5-7　DWI

图 7-5-8　ADC

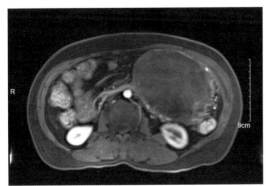

图 7-5-9　T₁WI（动脉期）

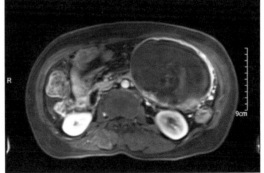

图 7-5-10　T₁WI（门脉期）

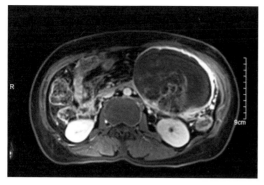
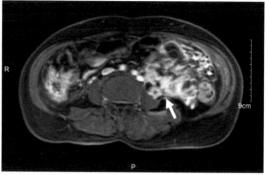

图 7-5-11　T₁WI（延迟期）　　　　图 7-5-12　T₁WI（延迟期 不同层面）

根据病史及影像学表现，以下问题请考虑：

1. 病变位于哪里，腹膜后还是腹腔？

2. 病灶的密度、信号及强化方式有何特点？

3. 首先考虑什么诊断？需与哪些疾病相鉴别？

（二）征象描述

1. CT

左侧腹腔见巨大软组织肿块，边界不清，部分层面与左侧腰大肌及肠道分界不清（图 7-5-2，白箭），肿块大小约 10cm×13cm，内见点片状钙化，增强后肿瘤实性部分明显渐进性强化，周围肠管受压推移。

2. MRI

左侧腹腔见巨大类圆形异常信号肿块，T₁WI 呈等高混杂信号，T₂WI 呈等低高混杂信号，增强后肿块实性部分明显不均匀渐进性强化。肿块边界不清，邻近肠系膜浑浊，邻近肠管受压，与左侧腰大肌分界不清（图 7-5-12，白箭）。

（三）征象解读及思路分析

1. 征象解读

（1）CT 特点：左侧腹腔或腹膜后巨大肿块，CT 平扫密度不均，其内可见条片状、云絮状稍高密度影及点片状钙化，增强后肿瘤实性部分呈渐进性明显强化，所以考虑间叶源性恶性肿瘤，肉瘤可能大。

（2）MRI 信号特点：T₁WI 呈等高混杂信号，T₂WI 呈等低高混杂信号，DWI 部分扩散受限，增强后肿块实性部分明显不均匀渐进性强化。肿块边界不清，邻近肠系膜浑浊，邻近肠管受压，与左侧腰大肌分界不清。

（3）其他阴性征象：病灶与邻近左侧肾脏、肾上腺、胰腺、脾脏及肠道分界清楚，未见血管侵犯等。

2. 诊断思路分析

（1）患者中年女性，1个月前发现左上腹壁肿物；查体无特殊；D-二聚体升高。定位：肿瘤后缘与腰大肌分界不清，邻近左侧肾脏、肾上腺、胰腺、脾脏及肠道均受压推移，说明肿块来源腹膜后或腹腔。定性：肿瘤较大，边界模糊，左前外侧缘肠系膜浑浊，呈污垢样改变，CT平扫密度不均，其内可见条片状、云絮状稍高密度影及点片状钙化，增强后肿瘤实性部分呈渐进性明显强化。MRI检查T_1WI及T_2WI呈等低高混杂信号，DWI部分扩散受限，病灶坏死明显，内部可见T_1WI高信号，T_2WI低信号，考虑出血或黏液性成分，腰大肌受累，考虑间叶源性恶性肿瘤，肉瘤可能大，如骨外骨肉瘤、脂肪肉瘤、纤维肉瘤、侵袭性纤维瘤病、恶性纤维组织细胞瘤等。病灶内见斑点状、条索状、棉絮状高密度钙化灶或瘤骨，需考虑到骨外骨肉瘤可能。其他肉瘤钙化少见。

（2）影像学诊断：骨外骨肉瘤。

（四）鉴别诊断

1. 脂肪肉瘤

50～60岁好发，肿瘤密度多不均匀，成熟脂肪为其特征，肿瘤内钙化少见。增强扫描：多呈不均匀强化，内见条片状或岛状强化灶，而该患者CT、MRI检查均未见脂肪。

2. 孤立性纤维瘤

多呈圆形或椭圆形，边缘光滑，部分可见分叶，界限清晰。密度或信号可均匀，亦可因出血、坏死、囊变或黏液变性而不均匀，亦可见钙化。增强扫描多呈中度至明显的不均匀持续性强化，不均匀的"地图样强化"为其特征性表现，而该患者肿瘤后缘与左侧腰大肌分界不清，邻近肠系膜浑浊，所以提示恶性。

3. 侵袭性纤维瘤病

腹内型侵袭性纤维瘤病常发生于肠系膜和盆腔，68%～86%有腹部手术史，中青年女性好发。肿瘤有浸润性生长和膨胀性生长两种方式,浸润性生长的肿瘤形态不规则,边缘呈爪样,无假包膜;膨胀性生长的肿瘤多为圆形或椭圆形,边界清晰。平扫呈等或低密度,增强后持续渐进性强化。部分肿瘤边缘可见增粗血管,而该例患者为中老年患者,没有腹部手术史,影像学表现也不符合,故暂不考虑。

4. 恶性纤维组织细胞瘤

好发于中老年男性,肿瘤较大,内部坏死显著、出血常见,可向周围浸润生长并伴转移;钙化发生率较低,约为16%,且位于外周,团块状或环状钙化是特征性表现;增强扫描呈中至高度强化,"轨道样"强化较有特征。

（五）病理对照

1. 手术所见

肿瘤位于左上腹腔及左侧腹膜后,大小约15cm×10cm,累犯左侧输尿管、横结肠,质硬,包膜尚完整。

2. 病理结果

（腹膜后）恶性肿瘤（符合骨外骨肉瘤）,累犯（部分左）输尿管浆膜。免疫组化:CK（-）、EMA（-）、CD31（-）、CD34（-）、Ki-67（+,40%）、FLI-1（-）、S-100（-）、Sy（-）、SOX10（-）、SMA（+）、Des（灶性+）、CD117（-）、DOG1（-）、CD10（灶性+）、PAX8（-）、CD99（+）、ALK（-）。

（六）病例点评

腹膜后骨肉瘤又称为腹膜后骨外骨肉瘤（extraskeletal osteosarcoma）,好发于50岁以上中老年人,男性略多于女性。特指发生于软组织内而不与附近的骨骼相接触的骨肉瘤。发病率低,仅占软组织肉瘤的1%,约占骨肉瘤的4%。

根据瘤组织的主要成分不同分为6种亚型:骨母细胞型、软骨母细胞型、成纤维细胞型、恶性纤维组织细胞瘤样型、毛细血管扩张型和小细胞型。

骨外骨肉瘤是一种罕见的高度恶性的软组织肉瘤,其诊断的要点如下:

1. 肿瘤密度不均匀,内部可见斑点状、片状高密度钙化灶,为骨肉瘤较特征性表现。

2. 增强扫描病灶实性部分呈渐进性明显强化。

本例难点：腹膜后骨外骨肉瘤罕见，无典型钙化／瘤骨形成时影像学诊断困难。

病例 6

（一）病例图像及病史介绍

1. 病史简介

患者女性，37 岁。体检发现右下腹腔肿物，无胀痛、腹痛；查体无特殊；血、尿常规正常；肿瘤标记物正常。

2. MR 检查图像

如图 7-6-1 至图 7-6-8。

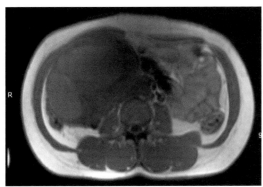

图 7-6-1　T₁WI

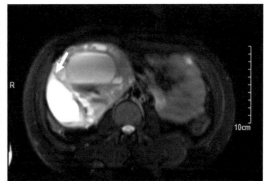

图 7-6-2　T₂WI

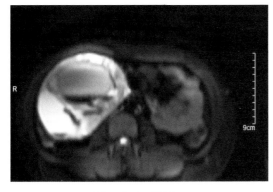

图 7-6-3　DWI

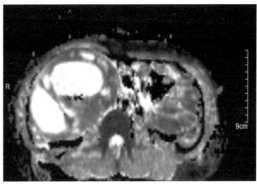

图 7-6-4　ADC

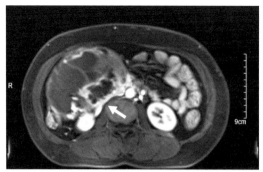

图 7-6-5　T₁WI（动脉期）

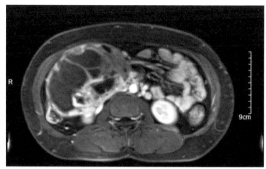

图 7-6-6　T₁WI（门脉期）

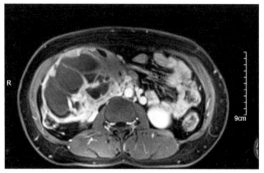

图 7-6-7　T₁WI（延迟期）

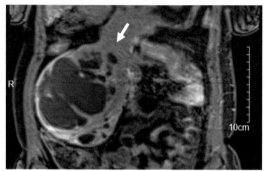

图 7-6-8　T₁WI（增强后冠状位）

根据病史及影像学表现，以下问题请考虑：

1. 病变位于哪里，腹膜后还是腹腔？

2. 病灶的信号及强化方式有何特点？

3. 首先考虑什么诊断？需与哪些疾病相鉴别？

（二）征象描述

MR：右侧腹腔内见一大小约 9.8cm×13.3cm 椭圆形肿块，T₁WI 以等稍高信号为主，T₂WI 以不均匀高信号为主，内见液–液平（图 7-6-2，白箭），DWI 肿瘤实性部分扩散受限，增强后肿瘤实性部分明显不均匀强化，周围内见粗大供血血管（图 7-6-5，白箭），病灶内侧与胰头分界不清（图 7-6-8，白箭）。

（三）征象解读及思路分析

1. 征象解读

（1）MRI 信号特点：T₁WI 不均匀等/稍高信号，T₂WI 混杂高信号，内见液–液分层，部分病灶弥散受限。

（2）强化特征：增强扫描动脉期，病灶实性部分呈明显强化，周围见粗大血管影。

（3）其他阴性征象：病灶与周围肠管分界尚清，腹膜后未见肿大淋巴结。

2. 诊断思路分析

（1）患者为中年女性，体检发现右下腹腔肿物，无胀痛、腹痛；查体无特殊。肿块单发，边界尚清楚，信号不均匀，内见大片囊变、坏死区，增强后实性病灶呈不均匀明显强化，周围见粗大供血血管。病变定位于腹腔，强化明显，需考虑腹腔富血供肿瘤：神经内分泌肿瘤、间质瘤、孤立性纤维瘤、巨淋巴结增生症、异位甲状腺等。肿瘤内可见大量出血囊变，首先考虑神经内分泌肿瘤（副神经节瘤），该病多位于下腔静脉、腹主动脉、肾动脉及肠系膜动脉周围副神经节的分布区域；需与副神经节瘤、神经鞘瘤、胃肠道外间质瘤等鉴别。

（2）影像学诊断：副神经节瘤。

（四）鉴别诊断

1. 胃肠道外间质瘤

多表现为腹膜后圆形、椭圆形或不规则形软组织团块，边缘清晰，可见分叶，肿瘤中心易坏死囊变，但出血少见，增强扫描后肿瘤多中度至明显不均匀强化，肿瘤边缘可见供血血管，肿瘤内粗大血管少见，而该患者肿瘤内见液－液平面，内见粗大血管，所以不符合。

2. 神经鞘瘤

好发于腹膜后脊柱旁，肿瘤坏死、囊变多见，但出血少见，增强扫描后肿瘤实性部分呈轻中度强化，而该患者肿瘤内见液－液平面，说明肿瘤有出血，内见粗大血管，所以不符合。

（五）病理对照

1. 手术所见

肿瘤位于右侧腹膜后，前方为右侧结肠系膜，右侧达右侧腹壁，左侧为下腔静脉，后方为肾脏、输尿管、生殖血管，上方达胰头、十二指肠水平部，下方至回盲部，大小约 20cm×18cm×16cm，未及肝、腹膜、盆底等远处转移灶。

2. 病理结果

（右侧腹膜后）神经内分泌肿瘤（副神经节瘤）伴局灶坏死。免疫组化单克隆抗体及癌基因检测：Melan-A（-）、CD15（弱+）、NSE（+）、Ki-67（+,3%）、CHG-A\CgA（弱+）、Sy（+）、CD56（+）、S-100（支持细胞灶+）、Vim（+）、EMA（-）、CK（-）。

（六）病例点评

副神经节是神经内分泌系统的一个组成部分，来自原始神经嵴的神经外胚层细胞，在胚胎发育过程中，经广泛迁移，散在分布于身体各处，聚集成为副神经节。副神经节瘤（paraganglioma）是对起源于副神经节组织的所有肿瘤的统称，位于颅底至盆腔底部等有副神经节聚集的任何部位。WHO将起源于肾上腺髓质的副神经节瘤称为嗜铬细胞瘤（pheochromocytoma），约占副神经节瘤的85%～90%；将起源于肾上腺以外组织的统称为副神经节瘤，约占15%。

副神经节瘤是神经内分泌肿瘤的一种，其诊断要点如下：

1. 肿瘤信号不均匀，内部可见囊变、坏死等，典型表现为蜂窝状改变。

2. 增强扫描病灶呈不均匀明显强化，周围可见粗大供血血管。

本例难点：肿瘤来源，术前发现肿瘤内侧缘与胰头分界不清，考虑胰腺外生型神经内分泌肿瘤。术中发现肿瘤与胰腺分界清晰。

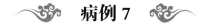

病例 7

（一）病例图像及病史介绍

1. 病史简介

患者男性，69岁。体检发现腹膜后肿块，无腹胀、腹痛；查体无阳性体征；实验室检查无殊。

2. CT、MR检查图像

如图7-7-1至图7-7-12。

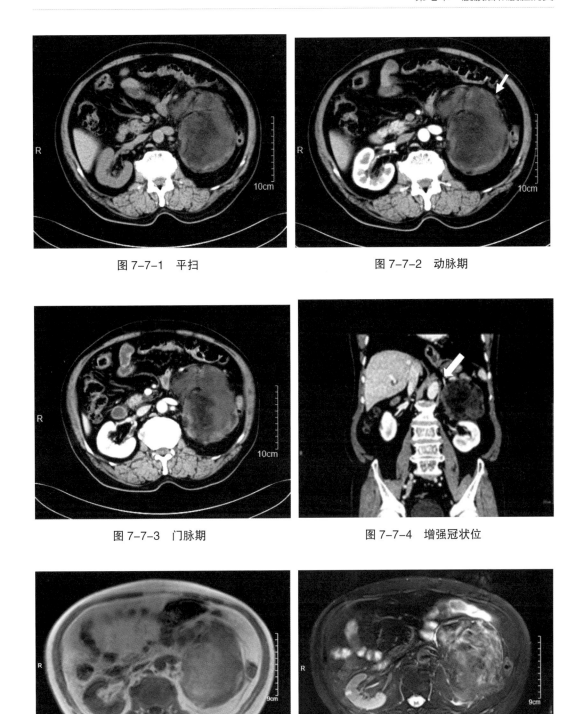

图 7-7-1 平扫

图 7-7-2 动脉期

图 7-7-3 门脉期

图 7-7-4 增强冠状位

图 7-7-5 T_1WI

图 7-7-6 T_2WI

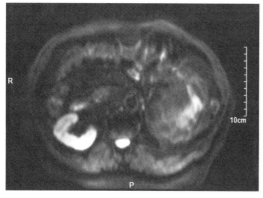

图 7-7-7　DWI

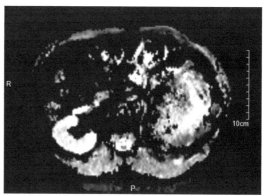

图 7-7-8　ADC

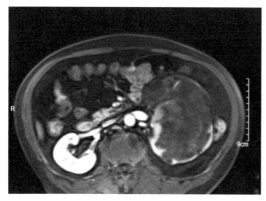

图 7-7-9　T₁WI（动脉期）

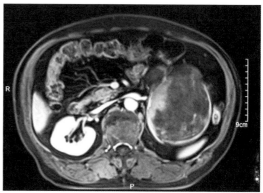

图 7-7-10　T₁WI（门脉期）

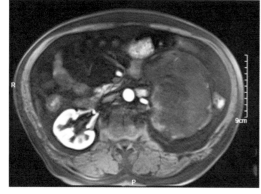

图 7-7-11　T₁WI（延迟期）

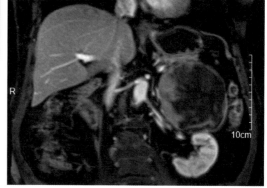

图 7-7-12　T₁WI（增强后冠状位）

根据病史及影像学表现，以下问题请考虑：

1. 病变位于哪里，腹膜后还是腹腔？

2. 病灶的密度、信号及强化方式有何特点？

3. 首先考虑什么诊断？需与哪些疾病相鉴别？

（二）征象描述

1. CT

左肾上腺区见一大小约 12.7cm×9.3cm 椭圆形含脂肪密度肿块，边界清晰，内侧缘与左肾上腺外侧支分界不清，增强后实性部分轻中度强化，可见供血血管（图 7-7-4，白箭）。左肾受压向下推移，分界清晰，邻近肠道受压向外推移。

2. MRI

左肾上腺区巨大肿块，T_1WI、T_2WI 呈混杂高信号，正反相位未见信号差异，DWI 肿瘤实性部分轻度扩散受限，边界清晰，增强后实性部分中度渐进性强化。相邻器官受压推移。

（三）征象解读及思路分析

1. 征象解读

（1）CT 特点：肿瘤边界清楚，平扫内见大片状脂肪密度影，内侧缘与左肾上腺外侧支分界不清，邻近肠管及左肾受压推移。

（2）MRI 信号特点：T_1WI 呈混杂等、高信号，T_2WI 呈低、等、高信号混杂信号，正反相位未见信号差异，DWI（b=800），肿瘤实性部分轻度扩散受限。

（3）强化特征：增强扫描肿瘤实性部分呈明显渐进性强化。

（4）其他阴性征象：病灶与周围肠管、肾脏分界清楚；未见血管侵犯。

2. 诊断思路分析

（1）患者老年男性，体检偶发腹膜后肿块，无腹胀、腹痛；查体无特殊；血、尿常规正常。CT、MR 见左侧肾上腺区巨大、边缘清晰含脂肪密度/信号肿块，肿块与左侧肾上腺外侧支相连，增强后肿瘤实性部分呈中度渐进性强化，首先考虑左侧肾上腺来源髓脂肪瘤。需与肾脏血管平滑肌脂肪瘤、腹膜后脂肪肉瘤等鉴别。

（2）影像学诊断：左侧肾上腺髓脂肪瘤。

（四）鉴别诊断

1. 血管平滑肌脂肪瘤

为肾脏来源含脂肪密度肿块，肿瘤形态多不规则，边缘可见分叶，界限多较清晰。密度或信号不均，CT 值多为 –40 ～ –120HU，增强扫描后肿瘤强化多不均匀。该例患者肿瘤与肾脏分界清晰，与左侧肾上腺外侧支相连，所以不考虑肾脏来源的血管平滑肌脂肪瘤。

2. 脂肪肉瘤

腹膜后脂肪肉瘤是腹膜后最常见的恶性肿瘤，由于组成成分多样，影像学表现亦可复杂多样性。含脂肪的脂肪肉瘤影像学表现较有特征性，可见明确的脂肪样密度 / 信号，亦可见形态不规则的团块样或条索样软组织密度 / 信号区；增强扫描后实性区域可轻度、中度或明显强化。乏脂的脂肪肉瘤由于缺乏脂肪成分，影像学表现缺乏特征性，以软组织密度 / 信号为主，增强扫描后可中度或明显强化。该患者肿瘤与左侧肾上腺外侧支相连，所以先考虑左侧肾上腺来源髓脂肪瘤。

（五）病理对照

1. 手术所见

肿瘤与左侧肾上腺外侧支相连，紧贴脾脏、左侧肾脏，肾周有粘连，但尚可分离。大小约 12cm × 10cm × 8cm，边界尚清，质地偏软，有分叶。

2. 病理结果

（腹膜后肿物）脂肪性肿瘤，局灶见造血细胞（符合髓脂肪瘤，瘤体 12cm × 10cm × 8cm）。

（六）病例点评

髓脂肪瘤是肾上腺的良性肿瘤，不具有分泌功能，是由成熟的脂肪组织和骨髓造血细胞所组成的，在临床上肾上腺髓脂肪瘤没有特殊的临床表现，大部分患者在体检时偶然发现。当肿瘤较大压迫邻近脏器时会导致腹痛、腹胀等压迫症状。

本例诊断难点：定位是关键，腹腔与腹膜后肿瘤的鉴别要点是肿瘤与邻近脏器的关系及邻近血管、脏器的推移情况，当肿瘤较大时定位困难。腹腔与腹膜后肿瘤含脂肪密度肿块，若为肾脏来源则考虑血管平滑肌脂肪瘤，肾上腺来源则考虑髓脂肪瘤，腹膜后或腹腔来源则首先考虑脂肪肉瘤。

参考文献

[1] Yoshinaga M, Sekii Y, Nakazawa S, et al. Recurrence of well differentiated intrascrotal liposarcoma in retroperitoneum five years after resection: a case report [J]. Hinyokika Kiyo, 2017, 63（2）: 25-29.

[2] Zhang JY, Yu XD, Song Y, et al. Comparison of imaging and pathologic findings of retroperitoneal dedifferentiated liposarcoma [J]. Zhonghua Zhong Liu Za Zhi, 2019, 41（3）: 223-228.

[3] Anderson WJ, Jo VY. Pleomorphic liposarcoma: updates and current differential diagnosis [J]. Semin Diagn Pathol, 2019, 36（2）: 122-128.

[4] Cheng Y, Liu H, Li C, et al. Clinical and radiological features of parapancreatic hyaline vascular Castleman disease: a case report and literature review [J]. Int J Clin Exp Med, 2018, 11: 13868- 13879.

[5] Liu LL, Wang Z, Cao DB. Parapancreatic Castleman disease [J]. Clin Med Img Lib, 2016, 2:29.

[6] Shariati F, Verter E, Chang W, et al. Castleman disease presenting as an abdominal mas[J]. ACG Case Rep, 2017, 4: e71.

[7] Ohsawa M, Miguchi M, Yoshimitsu M, et al. Laparoscopic excision of a retroperitoneal Schwannoma: a case report [J]. Asian J Endosc Surg, 2019, 12（2）: 192-196.

[8] Zhang L, Gao M, Zhang T, et al. Surgical management of retroperitoneal schwannoma complicated with severe hydronephrosis [J]. Medicine（Baltimore）, 2018, 97（39）: e12528.

[9] Bevilacqua A, D'Amuri FV, Pagnini F, et al. Percutaneous needle biopsy of retroperitoneal lesions: technical developments [J]. Acta Biomed, 2019, 90（5/S）: 62-67.

[10] Niebisch S, Staab H, Ullrich S, et al. Retroperitoneal spaceoccupying lesion with displacement of the inferior vena cava [J]. Int J Surg Case Rep, 2019, 57: 170-174.

[11] Sousa M, Proenca L, Baldaia H. Intussusception caused by a colonic solitary fibrous tumor [J]. GE Port J Gastroenterol, 2020, 27（1）: 59-61. doi: 10.1159 /000499137.

[12] Gomez FD, Robin L, Jakubowicz, et al. Solitary fibrous tumor of the retroperitoneum with urinary symptoms revealing a Doege Potter 's syndrome [J]. Prog Urol, 2019, 29（3）: 136-137. doi: 10. 1016 /j. purol. 2019. 02. 004.

[13] Hashida S, Yokota H, Oyama Y, et al. Bulky cardiac metastasis of intracranial solitary fibrous tumor/ hemangiopericytoma: delayed metastasis after cranial tumor resection [J]. Radiol Case Rep, 201914 （10）: 1175-1180. doi: 10. 1016 /j. radcr. 2019. 06. 030.

[14] Roller LA, Chebib I, Bredella MA, et al. Clinical, radiological, and pathological features of extraskeletal osteosarcoma [J]. Skeletal Radiol, 2018, 47: 1213-1220.

[15] Longhi A, Bielack SS, Grimer R, et al. Extraskeletal osteosarcoma: A European Musculoskeletal Oncology Society study on 266 patients [J]. Eur J Cancer, 2017, 74: 9-16.

[16] Hoch M, Ali S, Agrawal S, et al. Extraskeletal osteosarcoma: a case report and review of the literature [J]. J Radiol Case Rep, 2013, 7: 15-23.

[17] Borhani AA, Hosseinzadeh K. Quantitative versus qualitative methods in evaluation of T_2 signal

intensity to improve accuracy in diagnosis of pheochromocytoma[J]. AJR, 2015, 205: 302-310.

[18] Garnier S, Reguerre Y, Orbach D, et al. Pediatric pheochromocytoma and paraganglioma: an update[J]. Bull Cancer, 2014, 101: 966-975.

[19] SHI Q, PAN S, BAO Y, et al. Primary mediastinal myelolipoma: a case report and literature review [J]. J Thorac Dis, 2017, 9（3）: E219-E225.

[20] Nakayama Y, Matayoshi N, Akiyama M, et al. Giant adrenal myelolipoma in a patient without endocrine disorder: a case report and a review of the literature [J]. Case Rep Surg, 2018, 2018: 4854368.

[21] Vigutto1 G, Lauro1 A, Vaccari1 S, et al. Giant retroperitoneal myelolipoma: an unusual diagnostic GI challenge-case report and review of the literature [J]. Dig Dis Sci, 2019, 64（12）: 3431-3435.